LES AVANCÉES CLINIQUES ET THÉORIQUES DE LA SOPHROLOGIE

5-7, rue de l'École-Polytechnique – 75005 Paris

www.editions-harmattan.fr

ISBN : 978-2-343-15135-9
EAN : 9782343151359

XXXXIXe Congrès
de la Société Française de Sophrologie

LES AVANCÉES CLINIQUES ET THÉORIQUES DE LA SOPHROLOGIE

Sous la direction de
Jean-François FORTUNA et Claude CHATILLON
avec la collaboration de
Claudie TERK-CHALANSET

L'Harmattan

Autres publications de la SFS aux éditions L'Harmattan :

La sophrologie face aux difficultés de la vie
Dépressions et chemins de vie
L'hystérie dans tous ses états
Les différents modes d'être au temps
L'amour au temps des thérapies
Violences...
Les images en sophrologie
La sophrologie face au changement
Sophrologie et Créativité
Sophrologie et Addictions
La place de la Sophrologie dans l'avenir de notre société
Sophrologie et Estime de soi
Le sophrologue face aux attentes du sujet en crise
Sophrologie sans Frontières
Sophrologie et Vie quotidienne
Traumatismes et Résilience
Le temps des émotions
Corps Conscience Inconscient

ACCUEIL AU CONGRÈS

Michèle FREUD
Psychothérapeute, Directrice de *Michèle Freud Formations*, École de Sophrologie du Sud-Est

C'est un grand honneur pour notre école de vous accueillir pour ce congrès.

Je remercie tout particulièrement la Société Française de Sophrologie, sa présidente Mme Claude Chatillon et tout le conseil d'administration d'avoir choisi notre jolie ville de Saint-Raphaël.

Merci à la Direction du *Cinéma le Lido* de nous recevoir dans cette salle spacieuse et confortable.

Merci à tous les bénévoles pour leur assistance, à Laurette Gillot et à Christine Varnière, de la S.F.S qui ont collaboré ardemment avec nos équipes.

Merci à vous tous qui êtes venus de différents coins de France et d'ailleurs…

Nous connaissions déjà les travaux de Charcot sur le traumatisme au XIXe siècle…

Que de chemin parcouru depuis que nous pouvons étayer ses théories grâce aux neurosciences !

Nous avions préalablement les hypothèses de Sigmund Freud sur la théorie des pulsions. La théorie de l'attachement de John Bowlby constitue une avancée considérable et une découverte fondamentale dans la compréhension de nos comportements et la connaissance de soi.

L'apport des neurosciences nous a permis de porter un regard nouveau sur les traumatismes, et notamment sur les troubles de l'attachement.

Contrairement aux perspectives pas si lointaines, où l'on affirmait que le cerveau était entièrement développé à l'âge de cinq ans et qu'il ne pouvait plus se modifier, les scientifiques, à travers la plasticité neuronale, ont démontré la faculté du cerveau à se restructurer et se renforcer tout au long de la vie, les réseaux neuronaux n'étant pas statiques mais dynamiques et modulables.

Allan Schore, neuropsychologue et chercheur, travaillant sur les effets des traumatismes précoces, a repris les découvertes récentes confirmant que le cortex cérébral est capable de réorganisation après un traumatisme dans un environnement riche en stimulations positives.

Une autre découverte majeure est celle de **l'empathie** par Carl Rogers, découverte éclairée elle aussi à l'aune des neurosciences.

L'empathie, et principalement l'empathie corporelle, est un thème qui nous interpelle nous soignants, thérapeutes, sophrologues, sophrothérapeutes dans notre réalité.

Dans l'intimité de nos cabinets, nous accueillons et entendons des patients exprimer leur souffrance, leur incapacité à dépasser leurs traumatismes… souvent complexes.

Quelle porte d'entrée proposer pour les soulager de leurs maux ?

La compréhension de l'empathie corporelle dans le travail thérapeutique est essentielle. C'est **la qualité de présence du thérapeute** qui va permettre au patient de restaurer la confiance, de reprendre un nouveau développement après une agonie ou un figement psychique, un stress post-traumatique.

Le thérapeute sert de base sécure à ses patients. C'est cette qualité de lien qui permettra de créer une alliance thérapeutique, d'installer une plus grande solidité et sécurité intérieure et un changement en profondeur pour une meilleure régulation des affects.

François Roustang, psychanalyste puis hypnothérapeute, décédé l'an passé, était animé d'une passion de guérir et d'une empathie pour ses patients assez unique dans le monde de la psychanalyse.

Il décrit comment se crée cette empathie corporelle lorsqu'il accueille les personnes pour la première fois : il leur demande de s'assoir dans la meilleure position possible pour se sentir à l'aise, de goûter simplement le fait d'être là, à l'aise dans le siège, à l'aise dans le corps... et il se calait lui aussi dans son fauteuil et le travail commençait ainsi…

Alors je vous invite à vous installer à l'aise dans votre fauteuil confortable pour écouter nos éminents conférenciers développer tous ces thèmes.

Très bon congrès à tous !

PRÉSENTATION ET RÉSUMÉS DES INTERVENTIONS

En 2016, la Société Française de Sophrologie a fêté ses cinquante années d'existence.

2017 a été l'occasion pour les sophrologues de faire le point et le lien entre différentes théories novatrices qui ont fait avancer nos connaissances de l'être humain.

Nous proposons, lors de ce congrès, d'aborder en 4 demi-journées les avancées cliniques en lien avec notre pratique autour des thèmes suivants :

- **L'apport des neurosciences dans la compréhension des traumatismes**
- **Les troubles de l'attachement, les traumatismes**
- **L'empathie corporelle,** au cœur de notre pratique
- **L'efficacité des techniques de sophrologie démontrée à travers « la Métasophrologie »**, thème du dernier ouvrage publié par la Société Française de Sophrologie.

Lors de ce congrès des chercheurs et des médecins ont fait le point sur les dernières progressions de la connaissance en neurosciences et sur le plan pratique ont été exposées les adaptations de la prise en charge des traumatismes suite aux derniers événements.

Plus concrètement, nous avons abordé des thèmes tels que blessures d'attachement, burn-out, phobies, sur-stress, états d'anxiété, stress post-traumatique, autant de troubles susceptibles de perturber l'équilibre physico-psychique de la personne.

À cette occasion, nous avons accueilli un large public : professionnels de la santé, sophrologues et étudiants en sophrologie pour un partage d'expériences, de compétences et de recherches dans ces domaines.

Pour débuter ce congrès, **Anne de VILLEPIN** nous a parlé de « ***L'enfant hyperactif : une pratique sophrologique entre pédopsychiatrie et neurosciences*** ». L'accueil en sophrologie d'un enfant « étiqueté hyperactif » au regard des classifications diagnostiques actuelles, standardisées à l'extrême, n'est pas sans surprise, venant plus que tout autre nous confronter au dévoilement phénoménologique de l'Être dans sa singularité.

Eva, 10 ans, dans ce qu'elle montrera de son histoire personnelle au fil des séances, de son agitation anxieuse, de sa motricité désordonnée, chaotique, de son impossibilité à grandir, de ses dessins de zombies et hordes de morts-vivants, ombres envahissantes d'un frère jamais né 2 ans avant elle, nous rappellera, après Freud, Lacan et Bergès[1] :

- ce qu'il en est de la motricité comme lutte incessante contre l'angoisse de mort. Une pulsion de mort sans cesse ravivée par les croyances au mauvais sort d'une grand-mère antillaise, telles le kembwa antillais, le vaudou haïtien ou le piaille guyanais… le mauvais œil, ou le mythe occidental du fantôme qui erre, faute de n'avoir pas trouvé sa bonne place faute de rites funéraires adéquats,
- et du nécessaire accompagnement de l'enfant et sa famille pour lui permettre de réinvestir libidinalement sa motricité, de façon à permettre au désir d'Eva de métamorphoser sa fuite motrice éperdue en pulsion de vie, retrouvant toute sa cohérence gestuelle à travers les mouvements de danse qu'elle esquissait.

Car, comme le dit si bien Alain Didier-Weill[2], « *ce sur quoi revient le revenant est le temps originaire où le réel doit être symbolisé pour advenir comme un réel humain non fantomatique… Dans cette perspective, le danseur est comparable au chaman qui recherche la rédemption du*

---

[1] Jean Bergès, *Le corps dans la neurologie et dans la psychanalyse*, Ed. Erès 2005, Collection Psychanalyse et clinique

[2] Alain Didier-Weill, *Qu'est-ce que le Surmoi ?*, Ed. Erès 2016, Collection Point hors ligne

fantôme ou du mauvais esprit... Dès qu'un sujet danse,... il sait que les gestes qu'il accomplit sont des séquences symboliques ayant le pouvoir de métamorphoser le réel. »

« ***Renaître après un traumatisme*** », c'est le thème abordé par **Saverio TOMASELLA** dans son intervention. Après avoir présenté les 6 phases principales qui constituent un traumatisme psychique, il est important de préciser la différence entre un traumatisme et une catastrophe (guerre, attentat terroriste, génocide, exode). Puis, le processus thérapeutique après un traumatisme sera détaillé, en précisant notamment l'apport significatif de la sophrologie et les retrouvailles avec ses propres capacités créatives. Les principales étapes (possibles) de cette guérison sont :

- Se libérer du poids d'une mémoire de souffrance
- Développer la conscience précise de l'incident et de son déroulement
- Retrouver la mémoire des sensations et des émotions vécues durant le drame
- Exprimer les sentiments (tristesse, colère, révolte, etc.) qu'il fait naître en soi
- Prendre de la distance en le resituant à un moment précis du passé, avec un avant et un après
- Inventer une façon personnelle de guérir, c'est-à-dire de s'en libérer
- Pouvoir raconter une histoire d'un moment vécu comme d'un passé dépassé
- Reprendre contact avec son désir et la possibilité de faire des projets

Chaque patient est unique et vivra cette progression de façon spécifique.

Puis le **Dr Michèle BATTISTA**, dans « ***Quel devenir pour l'enfant victime de traumatisme ?*** » nous a parlé de son expérience au CHU Lenval à Nice. Les enfants de 0 à 18 ans accompagnés de leur famille qu'elle rencontre au Centre d'Evaluation Pédiatrique du Psychotraumatisme sont principalement ceux qui ont été victimes des attentats de Nice du 14 Juillet 2016.

Avant cette malchance d'être au mauvais endroit, au mauvais moment, avant cet attentat qui a arrêté le temps et modifié les liens, ils étaient simplement des enfants en famille, un soir de fête nationale sur la Promenade des Anglais.

Les connaissances actuelles sont formelles : le trouble de stress post-traumatique (TSPT) existe dès le plus jeune âge et s'exprime de façon spécifique par le corps, le jeu, des somatisations d'autant plus difficiles à identifier que les parents sont eux aussi fréquemment impactés et en difficulté pour demander de l'aide.

C'est en s'appuyant sur notre expérience de pédopsychiatre comme base de sécurité, en faisant référence aux concepts d'attachement, aux différents modèles de compréhension qui s'intriquent et interagissent, que l'équipe des soignants s'est mise à disposition de ces familles, dans une finalité de mise en mots pour que le traumatisme ne soit pas le seul héritage de ces enfants en devenir.

Sandra ARNAUD-GARDAIR et **Pascal BLANCHARD** ont ensuite abordé le thème de « ***Sophrologie et troubles de l'attachement*** ». Nous sommes tous des mammifères doués d'une intelligence humaine, nous sommes tous des humains avec une intelligence archaïque, des organismes biologiques animés par nos engeances instinctuelles et hormonales.

S'intéresser à l'attachement impose de s'intéresser à ce pour quoi les humains sont programmés.

La sophrologie, éclairée par les derniers apports scientifiques, a l'opportunité de s'aventurer sur ce territoire originel et nous permet de rejouer ce qui fut parfois manqué, favorisant ainsi le rapprochement de chacun vers l'attachement sécure.

Pour terminer la première journée, **Patrick-André CHÉNÉ** nous a proposé des « **Techniques "flash" pour le stress post-**

traumatique », exercices pratiques à mettre en œuvre avec les patients.

La première intervention du lendemain, consacrée à l'empathie corporelle, est celle de **Gérard THOURAILLE**, et selon lui « ***Ici l'empathie est du Corps à Corps*** ». Les données neuroscientifiques ne doivent pas occulter la dimension psychologique et existentielle de l'empathie. Sa communication propose une approche phénoménologique de la circulation empathique à l'œuvre en médiation corporelle. Les résultats et acquis de la Sophrologie se fondent sur l'intense corps à corps qu'est la séance.

Puis **Geneviève ABRIAL** aborde « ***L'empathie thérapeutique : comment se crée la possibilité de l'empathie dans l'être au monde ?*** ». Empathie = comprendre le point de vue de l'autre sans l'adopter.

Être avec l'autre sans se perdre soi-même.

Ressentir avec l'autre, sans s'identifier.

Thérapie = rencontre. Or, je rencontre autrui parce que j'ai un corps, parce qu'il a un corps et que ces deux corps appartiennent à un monde commun. Empathie corporelle.

Qu'offrent le corps, le visage, la voix du thérapeute : son énergie, sa présence, sa qualité d'être.

Sa droiture, sa colonne vertébrale = homme debout, entre ciel et terre (médecine chinoise) pour servir de tuteur à l'être affaibli, affaissé.

Intersubjectivité possible si l'être du thérapeute s'incarne dans un corps vécu, émotionnel, en prise avec le monde. Un moi défini face à un autre. Un moi en congruence.

Présence au monde du thérapeute : les conditions de son empathie

Expérience du touchant-touché émotionnel => disponibilité à l'autre possible.

Pour le patient : Le corps intériorisé du thérapeute, intégration de l'image du thérapeute (son *Imago*) pour faire sienne la figure dont il a besoin : le soignant, l'écoutant, le substitut parental, bienveillant etc. et identification au thérapeute (sa représentation).

C'est ensuite **Jean-Pascal CABRERA** qui nous parle de « ***La Sophrologie dans le sport, quelles corrélations avec l'empathie corporelle ?*** ». Le sport représente un immense terrain d'exploration de la condition humaine. Par l'implication corporelle qu'il engendre, le sport, dès lors qu'il est pratiqué en relation avec l'autre, va immanquablement mettre en « jeu » les rouages de l'empathie corporelle.

L'utilisation de la sophrologie dans le champ des pratiques sportives met en lumière la forte corrélation qui existe entre les différents niveaux de pratique et les degrés de « sensibilité » de cette empathie corporelle.

Différents exemples d'expériences vécues, depuis les niveaux les plus « modestes » jusqu'aux niveaux les plus extrêmes de la haute compétition, illustrent cette réflexion au cœur du terrain.

Enfin **Isabelle FONTAINE** nous a proposé une pratique *in vivo*, « ***L'empathie corporelle : ici, maintenant*** ».

La dernière journée s'est achevée sur une table ronde à propos du dernier ouvrage publié par la Société Française de Sophrologie : ***MÉTASOPHROLOGIE***. Les auteurs, **Chantal BIWER, Claude CHATILLON, Agathe DELISLE, Benoit FOUCHÉ, Gérard THOURAILLE et Véronique ROUSSEAU** sont venus présenter leur démarche et les fruits de leurs recherches.

L'ENFANT « HYPERACTIF »
Une pratique sophrologique entre pédopsychiatrie et neurosciences

Anne de VILLEPIN

INTRODUCTION

À l'heure actuelle, les approches diagnostiques et thérapeutiques de l'hyperactivité de l'enfant restent très débattues entre les tenants du « biologisme » faisant du « TDAH » (Trouble déficitaire de l'attention avec ou sans hyperactivité) un trouble neuro-développemental pouvant être d'origine génétique, et les tenants du « psychologisme » prenant davantage en compte la singularité des facteurs psychopathologiques.

Sous le poids des contraintes médico-économiques du système de santé, les financements dépendent de plus en plus de classifications statistiques de type syndromique (association de symptômes ou critères) qui vont déterminer des conduites thérapeutiques assez stéréotypées ; la pratique clinique souligne pourtant la diversité des situations, fonctionnements psychiques sous-jacents, voire affections psychiques causales.

Les données des neurosciences peuvent-elles contribuer à enrichir ces débats d'apparence parfois trop contradictoire et faciliter notre compréhension et notre approche clinique ? Il y va de l'intérêt de ces enfants dont les troubles sont souvent mal tolérés par leur environnement.

Enfin, quelle place la sophrologie peut-elle prendre dans un tel débat ?

L'HISTOIRE SINGULIÈRE D'EVA

Eva a 10 ans lorsque nous nous rencontrons ; elle est née d'un père d'origine métropolitaine et d'une mère antillaise. Au cours de sa première année de vie, Eva était un bébé peu mobile, elle ne rampait pas et n'a jamais marché à 4 pattes ; mais son développement moteur s'est fait normalement et ses parents la décrivent comme hyperactive « depuis toujours », depuis qu'elle a marché à l'âge de 12 mois.

Sa scolarité en CM1 commence à s'en ressentir, avec des résultats hétérogènes et un malaise scolaire croissant, sa vie familiale en souffre également.

Ses compétences cognitives, irrégulières du fait de ses difficultés attentionnelles, sont dans la fourchette haute de la moyenne ; par contre, les résultats escomptés ne sont pas au rendez-vous car Eva est en difficulté dans ses fonctions exécutives, se dispersant avec impulsivité sans pouvoir ni s'organiser ni planifier, ne cherchant pas à vérifier ses résultats et s'impatientant vite avec des difficultés à gérer ses émotions et son comportement.

Le bilan de langage est normal pour son âge.

Le bilan psychomoteur, dont les résultats fluctuent selon le niveau attentionnel de l'enfant, souligne surtout les difficultés de régulation tonico-émotionnelle d'Eva et son défaut d'investissement corporel.

Le diagnostic de TDAH mixte (déficit attentionnel avec hyperactivité) est posé par le Centre de référence des troubles du neurodéveloppement au CHU, avec l'aide de diverses échelles (Conners pour parents et enseignants et BRIEF, inventaire rapide d'évaluation des fonctions exécutives) et en conformité avec les critères diagnostiques actuels du Manuel diagnostique et statistique des troubles mentaux DSM-5 : Eva présente 8 des 9 critères d'inattention et 8 des 9 critères d'hyperactivité / impulsivité ; les troubles sont présents depuis bien plus de 6 mois et perturbent au moins deux des environnements sociaux de l'enfant : la vie familiale et la scolarité.

Les séances de sophrologie se dérouleront pour la plupart dans une vaste salle de psychomotricité bénéficiant d'un matériel abondant et varié : dès son entrée, Eva explore cet espace en allant d'une activité à l'autre, comme happée par un espace trop vaste, peu contenant, avec nombre de distracteurs incitant l'enfant à se disperser en « zappant » dans un débordement moteur chaotique.

Pourtant, ce qui émerge chez Eva, c'est une sourde inquiétude, des attitudes d'oiseau aux aguets, comme une impression de ne trouver ni ses repères ni sa place, sans pouvoir se poser ni prêter attention à autrui dans un état d'agitation anxieuse (certaines séances se limiteront à un simple apaisement dans le bien-être d'une douche massante et enveloppante en sophromnésie senso-perceptive).

Eva, dans son exploration agitée, ne peut interagir que dans une proposition de défi dans la difficulté, en organisant peu à peu, avec sa complicité, un véritable parcours d'habiletés motrices l'amenant à se recentrer sur son point d'équilibre : sans cesse à la limite de la chute en équilibre sur un plot ou marchant, pied à pied, sur une barre surélevée, Eva commence à explorer ses sensations corporelles en se découvrant la nécessité de regarder ce qu'elle fait de ses pieds pour éviter la chute.

Son agitation désordonnée fait peu à peu place à une gestuelle coordonnée autour de sa recherche de points d'appui et d'équilibre. Dans un bain de langage, d'échanges rythmiques de mots, la respiration vient soutenir et accompagner une gestuelle qui redonne à Eva un élan de verticalisation rythmé par des élévations inspiratoires de ses membres supérieurs.

Peu à peu, ce parcours va se construire, s'enrichir, et s'accompagner d'un scénario d'exploration d'une forêt, lieux de tous les dangers, occasion pour Eva de revivre intensément ses peurs sur un mode métaphorique et ludique.

Et le scénario devient conte, amenant Eva près d'un étang calme, dans une clairière lumineuse, à la rencontre d'une fleur à laquelle Eva va s'identifier, la nommant et lui donnant vie, pouvant alors se pelotonner dans une tente en tissu faisant office de cabane, d'enveloppe apaisante... à la grande surprise de sa mère.

Cependant, lorsqu'il est proposé à Eva de mimer le développement ontologique de sa fleur à partir de sa graine, l'enfant ne peut dépasser la position fœtale et s'écroule en disant : « *je suis morte* ». L'enfant évoque alors et dessine des zombies, ces morts-vivants qui n'ont jamais cessé de hanter l'imaginaire collectif.

L'émergence phénoménologique de cette pulsion de mort vient éclairer l'histoire familiale d'Eva : deux ans avant sa naissance, un petit garçon était décédé avant sa naissance, d'une fausse couche tardive à 32 semaines de grossesse. Dans le discours parental, cet enfant avait été nommé, des rituels funéraires avaient été accomplis, et Eva n'était pas portée par le désir d'un enfant de remplacement. Pourtant, la maman était alors en traitement pour un cancer du sein… Et la grand-mère maternelle d'Eva, antillaise, expliquait à Eva que son petit frère la regardait depuis le ciel où il était parti… comme si la fillette devait être hantée à jamais et barrée dans son existence par ce frère injustement et précocement disparu… Comme par ces rituels de « kembwa » antillais, « piaille » guyanais ou vaudou haïtien… Ou encore, en occident chrétien, l'enfant qui erre dans les limbes s'il n'a pas reçu le baptême avant son décès…

La poursuite de la prise en charge va permettre à Eva de continuer à jouer entre pulsions de mort et pulsions de vie, se décollant peu à peu du sol où elle s'était écroulée pour s'élever, inspiration après inspiration, bras vers le ciel en mouvements de plus en plus amples, jusqu'à exprimer son désir de faire de la danse.

Il sera alors possible d'évoquer le souvenir de ce frère aîné et de tenter de le mettre à sa bonne place, Eva concluant alors de manière joyeuse qu'elle souhaitait faire une grande fête illuminée par un feu d'artifice. Mais il lui sera nécessaire de poursuivre son travail personnel en psychothérapie pour voir s'atténuer son « TDAH ».

DISCUSSION

Plusieurs questionnements émergent de cette vignette clinique :

- **Le diagnostic de « TDAH » est-il fondé ?**

Si l'on ne prend en compte que le caractère purement statistique et syndromique du DSM-5 (1), Eva présente bien tous les symptômes d'un déficit attentionnel avec hyperactivité / impulsivité. Mais y aurait-il du sens à préconiser un traitement médicamenteux ?

Ce serait méconnaître tous les enjeux psychodynamiques et plus particulièrement les angoisses de mort qui sont au premier plan dans l'histoire d'Eva, et si fréquemment rencontrés en pratique clinique quotidienne : s'il existe bien un déficit majeur de l'attention chez Eva, il semble davantage résulter d'une indisponibilité attentionnelle chez une fillette très insécure, envahie par ses angoisses de mort au point de n'être pas présente pour autrui.

Les approches syndromiques sont importantes pour évaluer l'intensité des troubles mais ne doivent pas faire oublier la vie psychique qui leur donne naissance et sens dans une histoire familiale singulière.

Un changement de regard essentiel pour accompagner et soutenir l'enfant dans l'aménagement de son développement psycho-affectif.

- **« Par le mouvement, s'accomplit la pulsion » :** hyperkinésie et pulsion de mort

Nombreux sont les travaux qui soulignent le caractère chaotique de ces états d'agitation, comme si l'enfant, désemparé, pouvait être en fuite contre un péril imminent. Tous les courants psychanalytiques se sont accordés pour repérer ces situations d'attachement insécure à un âge où l'enfant est parfois prématurément confronté au caractère irréversible de la mort (2, 3).

Les auteurs qui se sont intéressés à l'ombre de l'enfant non né ou du jumeau perdu ont montré comment les conditions de ce deuil pouvaient modifier les attentes des parents face à l'enfant suivant, « *l'anticipation prénatale de l'enfant risquant d'être sidérée par la perte fœtale précédente* » (4).

Comme l'écrivent Alberto Konicheckis et Simone Korff-Sausse (5) : « *Quand le mouvement perd ses potentialités symbolisantes et subjectivantes, lorsqu'il tourne sur lui-même sans parvenir à s'ouvrir à ce qui lui serait extérieur ni à se transformer en symbole psychique partageable...* »

Dès lors, l'agitation motrice de l'enfant prend tout son sens et demande à être entendue comme telle, un acte de survie, et respectée comme tout autre symptôme : le retour au calme s'inscrira alors, non pas dans une injonction de normalisation sociale, mais dans un apaisement progressif de l'enfant.

Assez rapidement en effet, par ce travail de recentrage et de remise en sens de sa motricité en synchronisation respiratoire, Eva a pu libérer une gestuelle plus harmonieuse et exprimer peu à peu son désir de faire de la danse et, à la fin, une fête avec grand feu d'artifice, jouant à chaque instant, à chaque respiration, comme dans un pas de deux incessant entre pulsion de mort et pulsion de vie : « *Les mouvements nous sont apparus comme le résultat des compromis complexes entre des forces et des éléments hétérogènes et contradictoires* » (5).

Un tel pas de deux incessant entre vie et mort interroge les sophrologues que nous sommes quant à une opposition trop marquée entre activation du positif et éloignement du négatif ?

Et, comme l'écrit Alain Didier-Weill (6) : « *Le danseur est comparable au chaman qui recherche la rédemption du fantôme ou du mauvais esprit... Il sait que les gestes qu'il accomplit sont des séquences symboliques ayant le pouvoir de métamorphoser le réel* ».

- **Neurosciences : quand la peur court-circuite l'attention et la pensée**

Sans entrer dans une analyse critique des très nombreux travaux scientifiques s'intéressant depuis plusieurs années aux traces neurales des états de conscience spontanés ou modifiés en méditation, quels sont les apports des neurosciences pour mieux comprendre nos interactions entre soma et psyché ?

Spontanément, notre cerveau laisse aller et venir les idées, souvent sans relation avec la situation dans laquelle nous sommes ; notre attention n'est alors pas fixée sur un objet précis, elle se désengage des perceptions au profit d'évènements mentaux non reliés à des évènements extérieurs, et inconstamment perçus (7) : cet état de vagabondage des idées

(« *mind-wandering* »), qui permet souvent l'émergence de notre créativité, est relié à une organisation particulière des réseaux de neurones appelée le « mode par défaut » (« *default-mode network* »).

Déjà, lorsque nous décidons de fermer et ouvrir les yeux, les régions cérébrales qui s'allument ou s'éteignent en imagerie fonctionnelle par résonance magnétique témoignent de modes de fonctionnement très différents pour ces réseaux neuronaux selon que nous choisissons d'accepter de recevoir des informations dans notre champ visuel (8).

Ces modifications ne sont pas strictement superposables à celles qui se produisent selon que notre « administrateur central », principalement localisé dans le lobe frontal, choisit de s'intéresser à notre environnement (extéroception) ou à notre vie intérieure (intéroception), comme dans nos pratiques sophrologiques de *regard alternatif* (9,10).

En situation d'alerte, lorsqu'une information sensorielle fait *saillie* dans notre environnement habituel, elle oriente notre attention vers la source de l'information et active nos circuits d'alerte (« *salient network* »), un réseau de régions cérébrales profondes appartenant au cerveau le plus ancien (« cerveau animal »), fortement intriqué avec le cerveau des émotions ou cerveau limbique (11, 12). Ce « *circuit de la peur* », cet instinct de conservation face au danger, a pour fonction de déclencher les stratégies d'adaptation à l'évènement (13).

Si l'animal privilégie un circuit court générant des comportements stéréotypés (sidération, fuite ou combat), ce réseau d'alerte peut recruter les circuits longs de la cognition, se reliant notamment à « l'administrateur central », ce lobe frontal particulièrement développé dans l'espèce humaine ; cette étape cognitive lui permet d'évaluer et anticiper la situation, de la confronter aux expériences du passé (circuits et régions de stockage de la mémoire) et de choisir la stratégie qui lui paraît la mieux adaptée.

Si les émotions submergent notre cerveau, le circuit court devient prépondérant et la peur détourne de l'attention et de la cognition, ne permettant plus l'analyse et la gestion optimales de la situation. Immédiateté, impulsivité, et méconnaissance des dangers sont alors au rendez-vous.

Freud avançait déjà en 1911 que « *ce qui permet de ne pas aller directement de l'impulsion à l'acte est la pensée* » (14).

La réintroduction d'un espace-temps de pensée, au travers des circuits longs de la cognition (observation et prise de décision), est au cœur des remédiations cognitives de la gestion de l'impulsivité : l'accompagnement moteur et langagier de l'enfant va peu à peu, au travers des expérimentations corporelles, le recentrer et lui redonner des appuis pour être à même de se poser peu à peu dans le « *je m'arrête, j'écoute, je regarde, je réfléchis, je prends une décision...* ».

Soliloque initié en duo à voix haute puis soliloque interne se déroulant au fil de séances où se jouent les interactions entre motricité et cognition d'un « *corps aux limites de la pensée* » (15) : du mouvement pulsionnel au geste, de la perception à la conscience...

CONCLUSION

Dans un dialogue entre approches cliniques, psychanalyse et neurosciences, l'histoire singulière d'Eva questionne à plusieurs titres l'approche contemporaine des enfants dits hyperactifs au regard des classifications syndromiques actuellement requises dans notre système de santé.

La fréquence clinique des angoisses de mort et attachements insécures, déjà soulignée depuis longtemps par les approches psychanalytiques, rappelle l'importance de prendre en compte les facteurs psychodynamiques individuels pour un accompagnement respectueux du symptôme.

Les neurosciences, attachées à comprendre les bases neurales des états de conscience et de leurs modifications, montrent bien comment la peur peut détourner l'attention de la pensée au profit d'une motricité archaïque, perturbant les interactions entre motricité et cognition.

Il ne s'agit pas pour autant d'oublier que c'est par le mouvement que s'accomplit la pulsion, en une intrication incessante, un pas de deux continu, un corps à corps entre pulsion de mort désorganisant la motricité, et pulsion de vie lui redonnant le sens et la symbolique du geste. Tel le danseur qui prend appui sur le sol pour s'élancer vers le ciel en quête de rédemption de ses fantômes.

BIBLIOGRAPHIE

1. *Mini-DSM-5, Critères diagnostiques,* CROCQ M.A. et al, Elsevier Masson Ed., 2016
2. *Les enfants hyperkinétiques*, Madrid, 1995, in : BERGÈS J, *Le corps dans la neurologie et dans la psychanalyse,* Erès Ed. 2005 : 85-99
3. *L'hyperactivité et l'enfant comme objet,* FORGET J.M., La revue lacanienne (2009/1) : 90-94
4. *L'ombre de l'enfant non né sur la grossesse suivante,* SQUIRES C., Cliniques méditerranéennes 2004/1 (69) : 269-288
5. *Le mouvement, entre psychopathologie et créativité, Introduction*, KORFF-SAUSSE S. et al, SEPEA 2015, Ed. In Press : 12
6. *Qu'est-ce que le surmoi ?* DIDIER-WEILL A., Point hors ligne, Erès Ed. 2016
7. *Meta-awareness, perceptual decoupling and the wandering mind,* SCHOOLER J.W. et al., Trends in Cognitive Sciences 2011 (15, n° 7)
8. *Different topological organization of human brain functional networks with eyes open versus eyes closed*, XU P. et al, NeuroIMage 90 (2014): 246-255
9. *Consciousness supporting networks*, DEMERTZI A. et al, Current Opinion in Neurobiology (2013) 23: 239-244
10. *Different brain structures related to self- and external-agency attribution: a brief review and meta-analysis,* SPERDOTI M. et al, Brain Struct Fonct (2011) 216: 151-157
11. *Saliency, switching, attention and control: a network model of insula function,* MENON V. et al, Brain Struct Fonct (2010), 214 (5-6): 655-667

12. *Links among resting-state default-mode network, salience network, and symptomatology in schizophrenia,* ORLIAC F. et al, Schizophrenia Research (2013) 148: 74-80
13. *Cognitive-motor interactions of the basal ganglia in development,* LEISMAN G. et al., Frontiers in neurosciences (2014) : https://www.frontiersin.org/articles/10.3389/fnsys.2014.00016/full
14. *Le TDAH et les diagnostics pendant l'enfance : la complexité des facteurs déterminants,* JANIN B., in *Le mouvement, entre psychopathologie et créativité*, KORFF-SAUSSE S. et al, SEPEA 2015, Ed. In Press: 39-64
15. *Le corps aux limites de la pensée,* BRUN D., Figures de la psychanalyse 2008/1 (n° 13) : 81-88

RENAÎTRE APRÈS UN TRAUMATISME

Saverio TOMASELLA

Les personnes traumatisées restent figées dans la situation traumatique. Elles ont tendance à superposer leur traumatisme à ce qui les entoure. Un traumatisme affecte la sensibilité, l'imagination, le sommeil, la confiance en soi et en l'autre, ainsi que la notion du temps. Dans les cas les plus graves, le trauma provoque cauchemars, dissociation, dépersonnalisation, effondrement, froideur, insensibilité, pratiques addictives, délinquance, violences (automutilations, scarifications), boulimie avec obésité, anorexie, etc.

Les sept étapes du traumatisme

Etape 1 : La violence de l'événement provoque une *onde de choc*. Elle plonge l'individu dans la stupeur et l'immobilise (paralysie physique).

Etape 2 : L'impact se manifeste d'abord par une *effraction*, qui crée une brèche dans les capacités de protection de la personne. La violence s'immisce en elle, provoquant de l'effroi, un vide émotionnel et une anesthésie affective.

Etape 3 : *L'hébétude* suit l'incident, avec une forte sidération (incapacité de penser).

Etape 4 : Lorsque l'individu retrouve ses esprits, il passe par une phase de *négation*. Il refuse la réalité difficile et ne parvient pas à y croire, tant elle lui paraît impossible et irréelle.

Etape 5 : Suit une phase d'*agitation* et de *confusion*, de chaos émotionnel et affectif. Les images et les sensations de l'événement douloureux s'entrechoquent en lui et l'assaillent.

Etape 6 : Vient un moment de grand relâchement, d'épuisement, voire d'*effondrement* avec une profonde et lourde tristesse, un fort abattement, et parfois une période de dépression.

Etape 7 : La métabolisation du trauma ne commence qu'après, notamment par une longue période de *deuil*, puis par la possibilité de proposer un récit clair et précis de l'événement.

Quelle approche thérapeutique ?

Percevoir, identifier et nommer ce qui se passe en soi est le premier pas vers la guérison.

Chacun choisit l'approche thérapeutique qui lui correspond le mieux. Le patient est unique, il a vécu le traumatisme d'une façon personnelle qui lui correspond et qui lui est particulière. Il n'est donc pas possible de lui imposer des solutions générales. Il s'agit de l'écouter, d'explorer avec lui l'événement qui l'a blessé et la réponse qu'il a pu y apporter, pour qu'il puisse inventer une façon personnelle d'en guérir, c'est-à-dire de s'en libérer. Il pourra alors raconter une histoire d'un moment qu'il a vécu mais qui n'a plus d'effet perturbant sur lui : il pourra en parler comme d'un *passé dépassé*, une expérience avec un début et une fin.

À quoi le thérapeute peut-il être vigilant ?

Le praticien prête une grande attention d'une part aux ressentis corporels exprimés par le patient (sensations et émotions), d'autre part aux défenses qu'il a mises en place pour s'en sortir. Ces défenses sont coûteuses en énergie psychique et en perte de sensibilité (désensibilisation) aussi. Elles ne sont plus adaptées à ce qu'il vit aujourd'hui.

Quelles sont ses principales ressources pour s'en relever ?

- Développer la conscience de l'incident malheureux et de son déroulement.
- Retrouver la mémoire des sensations et des émotions vécues durant le drame.
- Exprimer les sentiments (tristesse, révolte, honte, etc.) qu'il fait naître en soi.

- Parvenir progressivement à prendre de la distance en le resituant à un moment précis du passé, avec un avant et un après.

- Reprendre contact avec le mouvement de son désir et la possibilité de faire des projets.

Egalement : Dessiner de la main gauche en couleurs. Peindre avec les doigts. Modeler. Jeu de cartes projectives. Exercices d'équilibre.

À quels signes voit-on qu'elle guérit ?

Le signe le plus évident de guérison concerne la possibilité d'évoquer l'événement douloureux sans chercher à l'occulter ou à le fuir, de se le remémorer et d'en parler sans angoisse durable et sans être dépassé par les émotions qu'il réveille. Par ailleurs, la peur d'une répétition inéluctable du drame s'est estompée ou a disparu.

De quel type de guérison pouvons-nous alors parler ?

Il s'agit d'une guérison psychique. Le patient n'est plus obnubilé ou hanté par le drame. La fixation mentale a cédé. Il retrouve aussi une meilleure confiance en lui ainsi qu'en ses capacités créatives, puis redevient capable de s'engager dans des relations affectives.

Recherches nord-américaines

La mise en évidence d'un *Syndrome de Stress Post-Traumatique* (SSPT) par Bessel van der Kolk et ses collègues aux Etats-Unis a permis de repérer que ce qui était diagnostiqué comme hallucination, délire, schizoïdie, confusion, dépression, hyperactivité et même hypersensibilité révélait, le plus souvent, l'existence d'un traumatisme.

Le niveau des **hormones de stress** reste élevé bien après le trauma provoquant angoisse et agitation. Le taux de **sérotonine**, lui, est particulièrement faible, induisant une grande hypersensibilité chez les personnes traumatisées. « *Chez les* *enfants traumatisés, le taux d'asthme est cinquante fois plus élevé que chez les autres*[1]. »

L'**amygdale** (dans le système limbique) sur-réagit en donnant des signaux d'alarme dès qu'une situation pourrait rappeler, même de très loin, l'événement traumatique. Se déclenche un affolement physiologique par l'augmentation de la pression artérielle, du rythme cardiaque et de la prise d'oxygène. Parallèlement, l'**aire de Broca** (du cortex frontal, zone de la parole) est en sous-activité ou complètement inhibée. Le **thalamus** aussi est désactivé, ce qui donne du trauma une mémoire fragmentée faite de sensations isolées. De même, le cortex préfrontal médian et l'**insula** sont désactivés, ce qui entraîne une altération de la conscience de soi et des perceptions corporelles.

« *Les personnes traumatisées ont leurs vannes grandes ouvertes. Privées de filtre, elles sont constamment en surcharge sensorielle et émotionnelle, ce qui les rend hypersensibles*[2]. »

Les dossiers des enfants excités ou rebelles regorgent d'étiquettes diagnostiques : trouble de provocation oppositionnelle, trouble de conduite, schizophrénie, trouble bipolaire, etc. Presque tous se voient attribuer un TDAH « comorbide » ou un TPB. Cette rafale de diagnostics masque en réalité la mise en évidence d'un traumatisme sous-jacent[3].

Rappelons que l'inceste, la maltraitance et l'abandon constituent des traumatismes.

Les thérapies aidantes

B. van der Kolk constate que les patients qu'il reçoit ont déjà été étiquetés par 5 à 6 diagnostics différents, souvent avec les traitements médicamenteux qui leur sont associés[4]. Les principales erreurs concernent les changements d'humeur

---

[1] Bessel van der Kolk, *Le corps n'oublie rien*, Albin Michel, 2018, p. 115.
[2] B. van der Kolk, *ouvrage cité*, p. 82.
[3] B. van der Kolk, *o. c.*, p. 125.
[4] *Idem*, p. 151 et tout le chapitre 9.

désignés comme bipolarité, l'agitation prise pour de l'hyperactivité et le désespoir confondu avec une dépression.

La psychanalyse est utile pour relier les troubles actuels avec les traumas du passé, mais elle reste insuffisante. Les médicaments et les TTC ne se sont pas montrés efficaces.

Kolk parle de « *thérapie du système limbique* » et de régulation émotionnelle. Les thérapies qui sont utiles : massage, respiration, yoga, théâtre, danse, neurofeedback, EMDR, méditation, hypnose, Système Familial Intérieur…

Pour conclure, voici une définition simple du traumatisme : une personne est anéantie par un évènement ou une série d'événements qui la dépassent. Désormais, elle n'est plus jamais la même. Le traumatisme est peut-être passé, mais il se rejoue encore dans les souvenirs et perdure dans son système nerveux réorganisé.

Renaître après un traumatisme n'est pas seulement renaître différent, mais surtout renaître à la vie, se sentir de nouveau vivant.

QUEL DEVENIR POUR L'ENFANT VICTIME DE TRAUMATISME ? Il faut penser, créer, inventer pour une mise en mots

Docteur Michèle BATTISTA

Bonjour,

Nice, le symbole de la Dolce Vita française et européenne, a vécu l'horreur le 14 juillet 2016, un soir de fête. Ville cosmopolite, elle attire en été une population bigarrée et festive qui côtoie celle très contrastée des habitants des quartiers populaires.

Cet attentat a provoqué un écho amplifié par ceux qui avaient ciblé d'autres villes précédemment, dont Toulouse et Paris.

Un traumatisme majeur pour les personnes directement au contact de cette folie meurtrière. Sur la Promenade des Anglais, les victimes étaient de tous les âges, des familles avec de nombreux enfants et même des bébés, de toutes les nationalités, de toutes religions et cultures. Le seul but était la destruction des êtres.

La violence des images et des témoignages qui ont inondé l'actualité et les médias ont également plongé la nation dans un sentiment d'effroi. Ce sont les mémoires collectives et individuelles des familles qui ont été profondément touchées.

Comment construire, reconstruire un enfant et une famille après un meurtre de masse dont l'intensité et l'horreur déshumanisent l'auteur comme la victime.

C'est l'ensemble des acteurs de la pédopsychiatrie et de ses compétences qui s'est engagée dans un idéal partagé. Chacun a donné de soi pour réanimer psychologiquement, émotionnellement un enfant, une famille qui avait perdu pour les uns, un être cher, parfois son entité corporelle, son identité psychique et familiale.

Nous rencontrions une nouvelle pédopsychiatrie de la souffrance et du traumatisme, celle de l'attaque sans sens du lien fondamental de la vie et de la parentalité.

Dans tous ces mouvements du réel attaqué il a fallu maintenir la singularité de l'histoire de chacun dans une famille.

Plus de 1200 victimes ont été vues dans plus de 2500 consultations.

Les professionnels de la psychiatrie de l'enfant et de l'adolescent se doivent de repenser les paradigmes de nos missions au regard de ces évènements.

Sur le plan scientifique, il est reconnu que le traumatisme chez l'enfant jeune en développement peut être pourvoyeur de pathologies psychiatriques en vie entière. On sait aussi qu'un traumatisme avec intentionnalité multiplie par deux ce risque.

La pensée, la créativité, la construction sont autant de moyens de lutte contre la destruction et la déshumanisation.

Il faut accompagner les enfants, les adolescents et leur famille dans une relance à la Parentalité, plus encore dans les familles fragilisées avec des enfants jeunes.

Les partenaires de l'enfant ont eux aussi besoin d'un nouvel essor pour continuer, et, hélas, se préparer à une nouvelle attaque de la vie.

La première pierre à cet édifice a été de mobiliser des pensées dans une nouvelle temporalité l'urgence. Pour des enfants jeunes et des bébés la temporalité n'est pas la même dans leur développement que celle des adultes. En se référant à nos connaissances de l'enfant jeune à travers les théories du développement dont les théories de l'attachement font partie, il a fallu penser une nouvelle pédopsychiatrie spécifique aux enfants jeunes infra-verbaux pour mettre du sens à leur douleur indicible.

Puis est né le CE2P : Centre d'Evaluation Pédiatrique du Psycho-traumatisme au CHU Lenval Hôpitaux Pédiatriques de Nice, grâce aux financements attribués dans le post-attentat par la Direction Générale de la Santé et l'Agence Régionale de la Santé Provence Alpes Côte d'Azur.

Enfin mettre en œuvre pour ces enfants, ces familles qui n'auraient jamais dû croiser la pédopsychiatrie, une clinique de la non-demande.

Notamment, Adam, Kenza, Gabriel, Angeline et tant d'autres ainsi que leurs familles que je remercie de me faire grandir dans mon métier avec mes collègues spécialistes de l'enfant.

« La relation mère-enfant est aussi vitale pour le développement général du bébé que les vitamines ou les protéines pour le développement physique ».

John Bowlby

Rappel historique :

1938 : René Spitz compare les enfants en crèche dans les prisons avec des enfants en institutions et décrit la dépression anaclitique et l'hospitalisme.

1959 : Après avoir étudié des jeunes délinquants et des enfants hospitalisés, John Bowlby présente sa théorie de l'attachement.

1978 : Mary Ainsworth « *développe la situation étrangère* », une méthode de laboratoire permettant de classifier les patterns d'attachement en « catégories : B, A, C ».

1986 : Mary Main et Judith Solomon proposent d'ajouter une 4ème catégorie : D.

Freud soutenait que le nourrisson s'attache à sa mère parce qu'elle satisfait son besoin d'alimentation. Bowlby, lui, relie l'attachement au besoin de contacts sociaux. Il pense l'enfant comme un être qui naît social et se construit au moyen des relations avec les personnes significatives qui l'entourent.

Ainsi le but de l'attachement est que l'enfant se sente en sécurité, protégé et confiant.

L'attachement est un processus réciproque, qui peut se penser dès la vie intra-utérine à travers les compétences du fœtus (audition, olfogustation, tactilokinésie, vision) et se poursuit par la proximité du bébé et l'enfant avec son entourage proche la figure d'attachement (F. A) à travers le toucher, le portage, le contact visuel, les pleurs, l'olfaction, l'alimentation, les soins et les interactions émotionnelles, comme le sourire, le rire, l'étonnement, la colère, la tristesse, les pleurs, les cris...). La qualité de l'attachement dépend de la rapidité et de la façon dont le parent va répondre aux signaux de l'enfant.

Le système d'attachement est activé par le stress, la peur, la douleur, la séparation ou crainte de séparation et par la maladie.

Le modèle interne de représentation dépend de la façon dont la figure d'attachement répond aux besoins de sécurité du bébé. Se développe alors un modèle interne lui permettant d'anticiper les interactions futures (MIO : Modèle Interne Opérant). Un parent suffisamment bon disponible avec des attitudes constantes sera perçu comme une figure d'attachement fiable : base de sécurité.

Une spirale transactionnelle sécure se constitue grâce à cette base de sécurité.

Ainsi l'enfant pourra se relaxer et explorer son environnement. Il se considèrera comme aimable et méritant de l'affection. Avec le temps, l'enfant ayant un attachement sécure sera plus compétent dans la solution des problèmes et dans les relations avec ses pairs ; plus curieux, moins anxieux, moins hostile et aura une meilleure estime de lui-même (55% de la population a un attachement sécure, 70% de concordance entre le type d'attachement à un an et à l'âge adulte et le modèle d'attachement tend à être transgénérationnel).

L'attentat du 14 juillet 2016 chez l'enfant de moins de six ans, préscolaire et infra-verbal

On peut considérer qu'un tel traumatisme de type I a un triple impact chez l'enfant jeune. En effet, il a un impact direct sur l'effroi qu'a ressenti l'enfant confronté aux faits mais aussi de façon indirecte sur la vision de la terreur et la souffrance de son entourage proche ainsi que sur la rupture de la continuité du lien d'attachement parent-enfant.

N'oublions pas que plus l'enfant est jeune, plus il est intimement dépendant des émotions et interactions infra-verbales et sensorielles.

Cas clinique : (autorisation parentale d'utiliser ce cas dans le cadre de communications et congrès scientifiques).

K est âgée de 4 ans au moment des faits. À la suite du feu d'artifice, sa mère lui propose d'acheter des bonbons dans un kiosque, sur la Promenade des Anglais. De nombreux badauds écoutent de la musique. La mère qui voit le camion arriver alors que sa fille choisit des bonbons ne voit comme solution pour échapper à la vision d'horreur que de se jeter entre les roues du camion en collant sa fille sous elle.

La maman en réchappe avec une coupure à l'oreille et des brûlures sur le bras. Sa fille K n'a que quelques bleus...

Deux jours après, elles se présentent à la cellule d'urgence médico-psychologique (CUMP, cellule née en 1997 suite à l'attentat du RER B Saint Michel en 1995).

La mère a un pansement à l'oreille et au bras. K reste collée comme un koala à sa mère et serre dans ses mains un ours avec un pansement à l'oreille réalisé aux urgences somatiques lors des soins prodigués à sa maman. Elle ne dit rien, la maman dit que sa fille ne dort plus depuis deux nuits et reste sur son ventre. K est prostrée. Dans ce type d'entretien il est important de relancer une dynamique de temporalité et d'espace-temps. C'est ainsi que je reprends le récit en partant de la journée du 14/07/2016 avant même les évènements. K interrompt sa maman en parlant des bonbons à la mûre qu'elle n'a pas eus. S'en suit une agitation psychomotrice massive à laquelle je me colle pour aider K à supporter ses angoisses motrices et la faire redescendre… Puis lorsqu'elle se colle à nouveau à sa mère, je propose des inductions d'apaisement avec les mains sur son dos et K s'endort contre sa mère effondrée… Un suivi en prise en charge mère-enfant avec un temps de relaxation alternant avec un temps moteur, permettra par la suite que K puisse se séparer de sa maman, et par la suite de cet ours « blessé » qui n'était pas son objet transitionnel qu'elle a retrouvé, et bénéficier d'un groupe sensori-moteur.

Le traumatisme aborde plusieurs notions ; la douleur, la souffrance et ses modes d'expression. Mais il fait aussi référence à la tristesse qui est associée dans la perception de sa figure d'attachement, elle-même triste, en souffrance et différente d'avant. Ainsi l'enfant perd confiance en cette mère qui lui semble étrangère. Rien ne sera plus comme avant..., il faut construire une nouvelle vie..., or tout ramène et est verrouillé, par le traumatisme qui occulte et modifie les sensations, surtout chez l'enfant en difficulté dans la mise en sens de cet évènement.

Comment entamer un travail de deuil dans ces conditions ?

On ne souffre pas, on n'exprime pas la tristesse de la même manière quand on a 4 ans, quand sa mère souffre elle aussi, et que pour chacun le temps est figé dans la douleur.

En effet, plus l'enfant est jeune, plus il est dépendant de la disponibilité, et de la relation à la figure d'attachement car elle façonne le Moi de l'enfant. Il faut donc repartir dans le soin des actes quotidiens porteurs, en modulant les émotions à travers la disponibilité de la mère et de l'enfant. La joie, l'étonnement, la tristesse, la peur, la frustration sont à mobiliser avec une hiérarchisation. La relance du mouvement du toucher permet à l'enfant de s'éloigner et se rapprocher de sa figure d'attachement en gardant comme fil conducteur la notion d'empreinte. Le thérapeute peut se considérer comme un espace intermédiaire mère-enfant qui régule et supporte la relation mère-enfant sidérée par le trauma.

Le jeu, les mots, le réconfort sensori-moteur sont autant de supports pour une mise en mots préambule à une mise en sens et ce, dans un désordre à respecter.

Les jeux sont violents, répétitifs, bruyants. Les émotions sont intenses et alternent avec de l'isolement. Parfois il est difficile de trouver sa place dans le collage mère-enfant et puis parfois le rire intense prend place, et une course effrénée démarre dans le bureau, début de relance à la vie qui parfois déborde comme une lutte contre l'effondrement dépressif.

Et recommence cette alternance de tristesse, apathie, hyperactivité, sollicitations incessantes et activités pertinentes...

L'enfant est, en effet, assailli de réminiscences, de reviviscences. Autant d'images terrifiantes qui se présentent à lui, de stimulations sonores ou de mouvements trop intenses qui sont des souvenirs d'une exaltation neurovégétative et d'autres expériences sensorielles qui déclenchent à nouveau une peur et une désorganisation intense sans possibilité d'élaborer et mise en sens si ce n'est à travers le corps (troubles du sommeil, de l'alimentation) ou par l'agi allant du repli, de l'isolement à la passivité, ou au contraire et ce ,en alternance imprévisible avec de l'hyperactivité, de la mise en danger, de l'agressivité, de l'impulsivité accompagnées de pleurs, colère et cris. Sorte d'évitement de soi et de sa souffrance.

Au thérapeute de faire tiers sensoriel pour la mère comme pour l'enfant dans une mise en mots contenante. Il devient alors un appui, une figure d'attachement secondaire suffisamment solide pour que la dyade mère-enfant reprenne confiance en soi, en l'autre dans une dynamique relationnelle où la vie « du demain » existe.

Le travail de deuil de la vie d'avant est alors possible, pour que le traumatisme ne soit pas le seul héritage de la vie.

Je vous propose une séquence de film présentant Adam qui avait 6 mois au moment des faits, qui a 20 mois à cette première consultation. Il était dans les bras de sa mère lors de l'attentat, sa sœur a été blessée physiquement. Il présente des troubles du sommeil intenses, une impossibilité de se séparer de sa mère et dormir seul ainsi que des troubles du comportement avec mise en danger.

Je vous remercie.

BIBLIOGRAPHIE

1. BAILLY Lionel, 2006, Traumatisme psychique chez le jeune enfant et théories sociales infantiles, in BAUDET T., LACHAL C., OUSS- RYNGAERT L., MORO M.R., *Bébés et traumas*, Grenoble, La pensée sauvage, pp.59-65.
2. LIEBERMAN.AF. and ZEANAH, C.H. (1999). Contributions of attachment theory infant-parent psychotherapy and other interventions with infants and young children. in J. CASSIDY and P. SHAVER (eds), *Handbook of attachment: theory, research and Clinical Applications*, New York, The Guilford Press.
3. D.W. WINNICOTT, *Jeu et réalité l'espace potentiel*, éditions Gallimard
4. Nicole GUÉDENEY, Antoine GUÉDENEY, *L'attachement approche théorique, du bébé à la personne âgée*, éditions Masson, collection Les âges de la vie.
5. BOWLBY. J. 1980, *Attachment and loss*. Vol.III. *Loss, sadness and depression*. London: The Hogarth Press and the institute of Psycho-Analysis, Hofer, 1884
6. PYNOOS/al 1999, *A developmental Psychopathology model of Childhood Traumatic Stress and intersection with anxiety Disorders*, Society of Biological Psychiatry, 46, 1542-1554.
7. A. FREUD, *Le Moi et les mécanismes de défense*, bibliothèque de psychanalyse, PUF
8. D BURLINGHAM, 1943-1974, *War and children medical war books*
9. R. SPITZ, 1946, *La perte de la mère par le nourrisson*, Enfance psychologie, volume 1, N°5 pp. 373-391
10. J. ROBERTSON 1952-1953, *Some responses of young children to the loss of maternal care*, Nursing times, April, 382-386
11. J-J ROBERTSON, 1971, *Young children in a brief separation*, Psychoanalytic study of the child, 26,264-315
12. C. HEINICKE, I. WESTHEIMER, 1966, *Brief Separations*, New York, International University Press
13. J. BOWLBY, 1958-1960-1979-1980, *Attachment and loss*. Vol 3; *Loss, Sadness and Depression*, New York, Basic Books

14. RUTTER. M., 1979, *Maternal deprivation*, 1972-1978: new findings, new concepts, new approaches. Child development, 50(é), 283-305.
15. FREUD. A, 1960, *Discussion of Dr. John Bowlby's paper*, Psychoanalytic Study of the Child, 15,53-52, NAGERA 1970, SPITZ 1960.
16. WOLFENSTEIN, 1966, *How is mourning possible*, in Psychanalytic Study of the Child, 21: 93-123
17. LIEBERMAN F., *À La mort d'un parent dans la petite enfance, guide du traitement du deuil traumatique du bébé et du très jeune enfant*, pp. 45-62. Elselvier Masson (2008).
18. PYNOOS R.S; 1993 *Traumatic stress and developmental psychopathology in children and adolescent*, in R.S PYNOOS ed, post-traumatic stress disorder: a clinical review, Lutherville, MD: Sidran Press, (65-98)
19. MACFIE, CICCHETI &TOTH 2001. « The development of dissociation in maltreated preschool-aged children, Development and Psychology 13, 2002; 233-254) MACLEAN P.D.
20. SCHEERINGA ZEANAH: *two approaches to the diagnostic of psychotraumatic stress disorder in infancy and early childhood* NCBI J Am Acad. child adolesc. Psychiatry. 1995 Feb; 34(2)191-200
21. H. ROMANO, *Accompagner l'enfant sur le chemin du chagrin*, Le journal des psychologues, N°273, p.1:7, décembre 2009-janvier 2010, p.48-53
22. BAUBET T., MORO M-R (2003). *Soigner malgré tout*, T.2 Bébés, enfants et adolescents dans la violence. Grenoble : La pensée sauvage.
23. ROMANO. H. *L'enfant face au traumatisme*, Dunod, Paris, 2013)

LA THÉORIE DE L'ATTACHEMENT

Sandra ARNAUD GARDAIR et Pascal BLANCHARD

Bonjour à Toutes et à Tous.

Parler de l'attachement en 20 minutes relève de la gageure.

Nous avons choisi de vous parler de l'attachement comme on en parle aux parents quand ils viennent nous voir en cabinet en se posant des questions.

Si on voulait avoir des images en tête, il faudrait aller observer des enfants dans un square, dans une crèche, chez une nounou, chez des parents, mais aussi, et c'est important, il faudrait aller dans un zoo pour observer les animaux dans leurs rapports avec leurs petits.

Alors aujourd'hui, ici, avec 20 minutes à notre disposition, pour avoir des images, le mieux, le plus parlant, le plus aidant pour ressentir, c'est d'essayer de vous souvenir de l'enfant que vous avez été.

Essayez. Mettez-vous en disponibilité introspective pour écouter, entrez un peu à l'intérieur, au plus près du ressenti, du souvenir émotionnel... pour ressentir...

Imaginez, vous êtes parachutés dans un petit village perdu au fin fond de la Chine, vous êtes handicapé de vos deux jambes... donc impossible de vous déplacer... Vous ne comprenez pas le chinois... vous ne le lisez pas... aucun villageois ne parle ni français, ni anglais et... vous n'avez pas de portable... Dans ce moment-là... de quoi auriez-vous **le plus besoin**...

Généralement les gens nous répondent « *eh bien de quelqu'un pour m'aider* » et lorsqu'on pousse un peu plus loin la discussion, ils évoquent principalement la nécessité d'une personne qui comprenne leurs besoins impérieux, en tous cas, qui mette tout en œuvre pour essayer de les comprendre. (Et ensemble on va construire un sens).

Alors, quels sont, dans les liens qui se créent entre bébé et parents, les éléments qui vont contribuer à l'attachement ? Pourquoi s'attache-t-on ? Comment s'attache-t-on ? Quelles sont les conséquences de l'attachement dans la vie d'un être, de sa tendre enfance et durant toute sa vie et enfin, comment, nous thérapeutes, aider les personnes souffrant de troubles de l'attachement ?

Depuis Darwin, de nombreux scientifiques ont étudié ce mécanisme. Citons Bowlby, Spitz, Harlow, Ainsthworth, Lorenz... Pour résumer leurs travaux, nous pouvons dire que l'attachement est le produit des comportements ayant pour objet la recherche et le maintien de la proximité d'une personne en particulier, cette personne devenant la figure d'attachement.

Cet attachement est un besoin social, primaire et inné permettant d'entrer en relation avec autrui. Tout le répertoire de comportements instinctifs du nourrisson comme s'accrocher, sucer, pleurer, sourire, suivre du regard constitue le système d'attachement. Celui-ci est activé lorsque l'enfant se sent en danger **et** que la figure d'attachement est éloignée – ses signaux vont donc avoir pour but de la faire revenir.

Cette personne à laquelle on va s'attacher, qui généralement est la mère, ou son substitut, va constituer une base de sécurité pour l'enfant. Ensuite il y aura, au fil de la vie, d'autres figures d'attachement qui seront complémentaires et qui seront choisies en fonction de ce que chacune d'elle apporte à l'enfant. Une fois l'enfant bien sécurisé, le système d'attachement va se désactiver et le système d'exploration prendra le relais.

C'est-à-dire qu'il faut être sécurisé pour devenir aventurier, pour aller à la découverte du monde et pour prendre de la distance avec la figure d'attachement tout en se sentant en sécurité.

La réciproque de ce système d'attachement va des parents vers les enfants. Les parents décodent les différents messages de l'enfant, qu'ils vont considérer comme des signaux de détresse. Ce qui va activer un système appelé *care-giving*, qui représente la capacité d'une personne à donner des soins, aussi bien au niveau physique qu'affectif (ce que Winnicott nommait le *handling* et le *holding*). Une fois l'enfant réconforté, ce système sera désactivé.

Dans la situation idéale, tout se passe bien, mais les soins que procure une personne à un enfant peuvent être perturbés par le réseau relationnel, le stress, les conditions de vie, les ressources matérielles et financières, l'histoire du parent de sa tendre enfance à aujourd'hui, mais, aussi, par la relation conjugale.

Alors, pourquoi s'attacher ? À quoi ça sert de s'attacher ?

Lorsque le bébé arrive sur cette terre, il est entièrement dépendant de sa mère, un peu comme vous tout à l'heure dans le village de Chine. Et si la mère ne lui apporte pas ce dont il a besoin, il est en grand danger, physique, psychique et risque de perdre le sentiment d'exister ce qui peut générer des psychopathologies risquant de nuire de façon importante à sa vie d'adulte. Donc l'attachement a un avantage sélectif, de préservation et d'amélioration de l'espèce. On a même constaté grâce aux expériences d'Harlow que, chez le bébé singe, la recherche de nourriture est volontiers sacrifiée à la recherche du contact avec la mère. C'est ainsi qu'on constate que l'attachement est premier, et que l'enfant a un besoin vital d'établir un lien avec un adulte qui sera capable de comprendre ses tensions, de comprendre ce qui se passe en lui pour pouvoir l'apaiser.

Ce qui est paradoxal est que c'est au travers de cette relation de dépendance, par le biais du processus d'attachement, que l'enfant va accéder à l'autonomie. C'est très important à poser, avec les parents que l'on accueille : l'attachement favorise l'autonomie.

Le maternage proximal, qui consiste à répondre de façon immédiate (ou presque immédiate) aux pleurs et aux besoins de l'enfant et qui consiste à se sentir concerné par ce qui lui arrive va préparer cette autonomie de façon optimale. Par exemple, on a observé chez les rats qui ont été séparés de leur mère juste après la naissance que le développement de la région du cerveau impliquée dans l'apprentissage (l'hippocampe) est diminué par rapport à celle des autres souriceaux restés auprès de leur mère.

L'enfant ne va s'autonomiser que s'il est convaincu, lorsqu'il prend de la distance par rapport à sa mère, qu'il ne perdra pas la relation avec elle, il veut être complètement certain de pouvoir la retrouver à la même place quoi qu'il arrive...

Lorsqu'on parle de la mère, on parle de la mère symbolique, ce peut être le père dans les nouvelles configurations sociétales, ou le substitut maternel, comme la nounou. Mais ce qui est fondamental est qu'il y ait continuité de lien entre la figure d'attachement et l'enfant.

Mais si l'enfant n'est pas sécurisé et qu'il n'obtient pas la proximité d'une personne sur laquelle il pourra compter ?

Eh bien il y a deux possibilités : soit le système d'attachement est maintenu activé et il va essayer d'attirer de l'affection, du concernement, il sera dans une hypervigilance émotionnelle mais cela sera au détriment d'autres systèmes (en particulier celui de l'exploration). Soit, lorsqu'il est insécurisé, il va désactiver son système d'attachement et il y aura une exclusion des émotions, comme s'il ne ressentait plus rien.

Et alors, comment s'attache-t-on ? Comment ça se passe ?

Chez l'humain, les aires du cerveau impliquées dans l'attachement font partie du système du plaisir donc il va être recherché. La nature étant bien faite, toute la physiologie humaine va préparer la mère à l'attachement.

Grâce aux hormones, notamment l'ocytocine et la vasopressine. L'ocytocine, qui est présente principalement chez les femelles, est libérée au moment de l'accouchement pour assurer les contractions utérines et la lactation. Lorsqu'on injecte de l'ocytocine dans le cerveau d'une souris vierge, elle va développer toute la palette du maternage avec des petits qui ne sont pas les siens. En revanche, l'injection d'un antagoniste de l'ocytocine dans différentes régions du cerveau d'une maman souris bloquera ce comportement, elle pourra même devenir maltraitante avec ses propres enfants. L'ocytocine permet de diminuer la peur, le stress des mères, ce qui leur permet de se sentir en confiance, détendues en présence de leur enfant. Cet état de bien-être favorise l'écoute et l'attention des mères pour leurs enfants.

Chez les mâles c'est plutôt la vasopressine qui entre en jeu en matière d'attachement à la femelle et aux petits. On a fait des expériences chez les campagnols (il faut savoir qu'il y a des campagnols monogames et d'autres polygames), lorsqu'on augmente le taux de vasopressine d'un campagnol volage on le transforme en un campagnol très sage...

Et ce n'est pas tout... On peut obtenir, par de subtils dosages, un campagnol volage mais aux petits soins pour ses enfants ou un campagnol fidèle mais qui se fiche éperdument de ses rejetons... Ce qui montre à quel point nous sommes dépendants d'une infime quantité d'hormone...

Mais la bonne nouvelle, c'est que, chez l'humain, l'ocytocine peut être libérée tout au long de la vie... Grâce aux contacts physiques, à l'intimité et au sentiment de sécurité...

Il faut aussi savoir que la plupart des régions cérébrales riches en récepteurs de l'ocytocine et de la vasopressine sont activées tout autant par l'amour maternel que par l'amour romantique.

Une autre chose très importante qui va permettre l'attachement, c'est l'accordage entre les parents et les enfants. Cette fameuse intelligence émotionnelle.

Les parents laissent de profondes empreintes sur le bébé. Lorsque l'intelligence émotionnelle du couple est importante, que le couple s'entend bien et qu'il remplit correctement son rôle parental, cela permettra de développer chez l'enfant des compétences à l'intelligence émotionnelle, c'est-à-dire le préparer à une meilleure gestion des émotions, une capacité à se calmer quand quelque chose le bouleverse, à gérer les frustrations, à différer le plaisir, à maîtriser les pulsions, à apprendre l'empathie. Pour que l'attachement se fasse tranquillement et que l'enfant ait un sentiment d'exclusivité, il est nécessaire que la mère soit dans le concernement et l'intimité avec le bébé. Pour ce faire, il faut que le territoire soit calme et sécurisé pour que la mère n'ait rien d'autre à quoi penser. Le père jouera un rôle très important dans la sécurisation de ce territoire....

Il est important d'insister sur un point fondamental : *Nous sommes d'abord tous des mammifères doués d'une intelligence humaine, nous sommes tous des humains avec une intelligence archaïque.* Depuis les premiers hommes, la chose est immuable. La structure familiale, reste, encore et toujours, construite sur ce mode-là.

Nous sommes aussi animés par nos instincts et nos programmations. Les travaux de Mac Lean en attestent avec sa théorie du cerveau triunique. Le cerveau archaïque est parfois très prohibitif et prend la main sur notre capacité de raisonnement du lobe préfrontal.

Et à ce titre, comme le premier homme, le père doit soulager la mère de tous les soucis afin qu'elle puisse se consacrer pleinement à la relation à son enfant.

Mais, dans cette période de vie, étant donné que la mère donne beaucoup d'amour à l'enfant et en reçoit tout autant, elle se sent affectivement comblée... Au risque parfois de délaisser un peu le papa, qui du coup risque de s'éloigner quelque peu du territoire au lieu de le sécuriser. C'est pour ça que le couple, papa ET maman doivent avoir cette **intelligence** émotionnelle pour s'accorder, et comprendre tout ce dont la famille a besoin dans son entièreté.

L'enfant a autant d'aptitude à s'attacher au père qu'à la mère mais ce sera un attachement différent.

Ces différences ne sont pas liées au temps que chacun des parents accorde à l'enfant. Ils sont constitutifs de notre nature. Avec la mère ce sera plutôt un attachement refuge qui sera activé dans les situations de danger et avec le père ce sera un attachement plus stimulant, plus socialisant.

Le père a un rôle tonique, il va conforter l'enfant dans ses capacités, faire en sorte qu'il se surpasse, qu'il prenne des risques, qu'il ose aller vers l'autre.

En parlant de la socialisation, il faut savoir que l'ocytocine facilite l'apprentissage et la mémoire liés aux domaines social et olfactif. Elle favorise le lien social et la reconnaissance de l'autre, par exemple, lorsqu'on retire, chez les souris mâles, le gène de l'ocytocine, ils ne reconnaissent plus une femelle avec qui ils ont eu une interaction prolongée. L'ocytocine va augmenter la confiance envers l'autre, l'envie de coopérer et la perception de toutes sortes de stimuli sociaux. Enfin, plus il y a d'hormones de l'attachement dans le corps, moins il y a de stress.

Bon... Une fois que la cellule familiale est solide et contenante, que les parents sont concernés, présents et sensibles aux signaux de l'enfant, l'attachement sécure va pouvoir se construire et l'enfant va pouvoir libérer ses émotions, ses affects, son **langage** et de nombreuses compétences qui vont lui permettre d'aller loin dans la vie. Il aura de meilleures performances sociales, une affectivité plus ouverte et positive, et aussi une capacité importante d'interpréter les intentions et l'esprit de l'autre, donc de comprendre l'autre. Tout comme il acquerra une meilleure capacité à s'observer et à se comprendre lui-même. On remarque que les enfants sécures, surtout en âge préscolaire, vont être perçus comme plus attractifs que d'autres enfants et comme ils sont plus attractifs, ils vont recevoir des retours plus positifs. Il sera important de conserver cette attractivité, voire de la développer tout au long de la vie, même à l'âge de la vieillesse, car il est beaucoup plus facile pour une personne âgée d'être entourée et aidée si elle est gracieuse, attractive et rigolote que si elle ressemble à Tatie Danièle.

En revanche, si ces conditions idéales d'attachement ne sont pas réunies, on va trouver des attachements perturbés qu'on appelle insécures et qui vont refléter une insécurité interne. Et lorsqu'on n'est pas tranquille à l'intérieur de soi, lorsqu'on est dans l'inquiétude ou la peur, eh bien vous imaginez bien ce que ça peut donner, on a de grandes difficultés à avancer, à se concentrer, à apprendre, à aller vers l'autre. Il y a différentes sortes d'attachement insécure, il y a ce qu'on appelle les évitants, les résistants, les désorientés, les désorganisés, les ambivalents... ce serait un peu trop long de les détailler tous.

Ce qui est important à comprendre est que ces personnes-là auront des troubles tout au long de leur vie, en dehors de ce qu'on a déjà évoqué sur l'apprentissage et la sociabilité, on pourra constater dans leur couple des vécus difficiles comme la jalousie, la possessivité, l'emprise...

Ou au contraire, des personnes qui ne montreront aucune émotion, ce qui sera compliqué à vivre pour le partenaire « *Tu m'aimes ? Tu ne m'aimes pas ? Tu es là mais tu ne me donnes pas grand-chose, je ne comprends rien...* », d'autres personnes encore, ne réussiront jamais à s'engager, dès que le lien au partenaire sera un peu trop fort, ils vont saboter la relation. Certaines personnes, seront totalement dans la méfiance de l'autre et accorderont très difficilement leur confiance. Ils considèreront que l'autre est méchant, manipulateur ou que l'autre n'est pas concerné par eux, voire désintéressé. On peut aussi rencontrer des personnes violentes, agressives suite à des troubles de l'attachement.

Autres conséquences d'un attachement insécure seront les deuils parfois pathologiques, puisqu'on va revivre une séparation qui, pour le coup, sera définitive.

Dans nos métiers, nous recevons beaucoup de personnes insécures, alors comment les emmener sur le chemin de la sécurité ? En créant les conditions premières d'attachement, c'est-à-dire la permanence, le concernement, l'intimité et la répétition.

La permanence va être non seulement le fait que le patient vous retrouve dans le même lieu mais qu'il vous retrouve tel que vous êtes, que vous soyez prévisible pour lui, cela signifie que vous devez vous-même avoir fait un travail sur vous. Quoi que la patiente fasse, quoi qu'il vous confie, il doit retrouver le thérapeute qu'il connaît, le thérapeute qui aura des comportements qu'il pourra anticiper, ce qui ne veut pas dire qu'on doit tout laisser passer.

D'où l'importance du cadre à la fois contenant mais ferme. Comme celui qui aurait dû être posé par maman et papa lorsqu'il était enfant.

Contenant car le thérapeute pourra accueillir toutes les projections du patient sans en faire une affaire personnelle, et ferme puisque le thérapeute ne se laissera pas abuser par le patient d'une façon ou d'une autre. Il ne le laissera pas déborder du cadre de façon exagérée. Il faut garder à l'esprit que, pour certaines personnes, le cadre doit être plus souple que pour d'autres. On peut parfois laisser passer une petite exagération pour montrer au patient qu'il est « aimé » quoi qu'il fasse, afin qu'il se nourrisse un peu d'inconditionnel.

Les personnes qui sont dans un attachement insécure vont tester souvent le cadre et faire des choses pour voir jusqu'à quel point on les aime, jusqu'à quel point de transgression, d'agressivité, jusqu'à quel point de mensonges ou d'absence on les aime.

Ce type de comportement ressemble à celui de nos adolescents et comme avec eux, c'est un dosage subtil à trouver par le thérapeute pour que le patient puisse parfois déborder et continuer à être aimé, c'est-à-dire que vous continuez à le suivre tout en marquant des limites fermes qui vont le rassurer.

En clair, le thérapeute va traiter le patient comme l'enfant qu'il a été et donner le soin dont cet enfant a manqué. Il va materner et cadrer, en plein respect des limites thérapeutiques et déontologiques qui sont les siennes.

Nous qui sommes dans le soin sophrologique, savons qu'il est nécessaire de s'inscrire dans cette forme d'empathie.

La sophrologie par son travail de ressenti corporel, de limites corporelles, va permettre de savoir qui on est, de connaître les limites de soi, de comprendre petit à petit tous nos phénomènes, donc de nous estimer à une juste mesure. Le côté régressif de la sophronisation de base rejouera une part de maternage et d'intimité, le *terpnos logos* permettra la réassurance, la contenance, le bercement. Ensuite dans toutes les visualisations positives, nous retrouverons symboliquement la parole du père qui guide, qui dit « *tu peux, tu peux être celui que tu veux, tu peux y arriver* », des paroles dont les enfants insécures ont souvent manqué. Enfin, le fameux principe d'adaptabilité que le patient va pouvoir constater chez le sophrologue.

Oui, on s'adapte à moi (ça ne veut pas dire qu'on fait tout ce que je veux), mais on s'adapte, ça veut dire que j'ai une importance, ça signifie que le thérapeute est concerné par moi, il n'est pas en train de poser un protocole qu'il fait avec toutes les personnes, non, il s'adapte à ce que je suis, à la journée dans laquelle je viens le voir, et parfois je vais être mal, parfois je vais être agressif et projeter des choses sur lui, parfois je vais être dans la séduction... Le sophrologue va s'adapter à tout cela.

Chose très importante également avec ces personnes insécures c'est d'être attentif à leur progrès et de le leur verbaliser : « *vous avez remarqué, il y a quelques mois, vous ne faisiez pas les choses de la même façon, vous n'aviez pas les mêmes paroles, les mêmes demandes...* ». Il faudra le verbaliser, mais, attention, c'est encore une histoire de curseur, si d'emblée vous leur dites qu'ils sont extraordinaires, qu'ils font des progrès pas possibles en quelques séances, ils vont juste être dans la méfiance.

À chaque fois, avec les personnes insécures, c'est un travail de dentelier, il faut s'adapter, s'ajuster, y aller sur la pointe des pieds, petit à petit pour que la personne puisse se sentir tranquillisée, écoutée, puisse sentir la possibilité de trouver sa place, puisse se débarrasser d'une partie de ce qui l'angoisse, de ce qui la mobilise pour enfin explorer, apprendre, rencontrer l'autre, puis s'élever et... s'envoler.

Merci.

TECHNIQUES « FLASH »
POUR LE STRESS POST-TRAUMATIQUE

Dr Patrick-André CHÉNÉ

- Réaction aigue au stress, *Defusing*
- Les 3 mois : du trouble sévère à l'ESPT
- La précocité de la prise en charge
- Stratégie d'urgence

Un ensemble de techniques sophrologiques dites « flash » existent et permettent une première approche de l'ESPT.

Souvent suffisantes lorsqu'elles sont utilisées précocement.

Citons entre autres :

- La respiration anti-stress, la vague
- Les gestes libérateurs et exercices flash d'évacuation
- L'évacuation du négatif, des tensions, des reviviscences (SDN) Évacuer
- Le geste signal
- La focalisation corporelle sophrologique dissociative de l'événement
- Les vibrations sonores

Ensuite

- Le repérage et la maîtrise des facteurs déclenchants
- La prise de conscience, le repérage du stress en soi
- L'acquisition progressive du lâcher-prise par la répétition
- La projection dans un futur confiant
- RD, valeurs, etc.

3 exemples flash aujourd'hui :

- Respirations flash anti-stress
- Gestes et exercices flash d'évacuation
- La focalisation corporelle sophrologique flash dissociative de l'événement

Respirations flash anti-stress

Apparition de la réminiscence, du flash-back
Geste signal – lâcher-prise soupir
Vague flux-reflux, marée descendante, fort expir au reflux, léger inspir avec image bouée au flux
Dès éloigné, IRTER d'évaporation
La liberté et l'infini de la mer

Gestes et exercices flash d'évacuation

Apparition de la réminiscence, du flash-back
Geste signal – lâcher-prise soupir
Gestes énergie monte à l'inspir, se renforce en rétention, permet d'expulser à l'expir

- Pompage
- Soufflet thoracique
- Karaté sac
- Quelques vibrations sonores dynamiques

La focalisation corporelle sophrologique flash dissociative de l'événement

Apparition de la réminiscence, du flash-back
Localisation corporelle de l'émotion
Concentration intense sur la manifestation corporelle, laisser partir l'événement, la cause
Rester sur le corps, vivre ce qui s'y passe
La dissolution progressive de la gêne corporelle
Rupture de vivance
Retour sur l'événement – notation

ICI L'EMPATHIE EST DU CORPS À CORPS

Gérard THOURAILLE

En 1996 à l'université de Parme l'équipe de neurophysiologie et d'imagerie cérébrale du Pr Rizzolatti a mis en évidence une classe particulière de neurones situés dans les zones prémotrices du cortex frontal de certains singes macaques rhésus. Lorsque deux individus sont en présence, l'un regardant l'autre en train d'effectuer une action, les enregistrements IRM montrent que ces neurones s'activent (s'allument sur l'écran) simultanément et dans le cerveau du singe actif et dans celui du singe observateur mais inactif. Tout semble se passer comme si, en voyant l'action de son congénère, le singe observateur se voyait lui-même en train de réaliser l'action. Comme dans un miroir d'où l'appellation *neurones miroirs* choisie par Rizzolatti. Ces intéressantes données expérimentales, dont on aimerait d'ailleurs connaître la significativité statistique exacte, ne justifient probablement pas le retentissement qui a suivi. Certains se sont emballés, ont hâtivement généralisé et sont passés bien vite des macaques aux humains. Pour eux les neurones miroirs expliqueraient à peu près tout : empathie, apprentissages, comportements, langage, sexualité, pathologies mentales, autisme… Or aujourd'hui et depuis quelques années des chercheurs de pointe remettent en question ce scénario « miroir » en ce qui concerne notre espèce. Sans nier la présence de neurones miroirs chez certains animaux, ils constatent que les choses sont beaucoup plus compliquées chez l'homme, qu'il existe chez lui des codes cérébraux communs à l'action et à la perception et que ces associations sensori-motrices complexes nous permettent de comprendre les actions d'autrui. De plus ces chercheurs récusent la prétendue mise en évidence de neurones miroirs dans notre cortex – mise en évidence principalement fondée sur l'observation de certaines cellules situées au pourtour de l'aire de Broca du lobe frontal. Ils constatent en effet, et démontrent, que ces cellules trop vite homologuées comme neurones miroirs s'activent en fait les unes pendant l'action, les autres pendant l'observation mais *jamais indifféremment pendant les deux phases*. Ce qui précarise fortement et même semble infirmer l'idée de circuits miroirs dans le cerveau humain. Je renvoie à l'étude publiée en 2014 par G. Hickok, spécialiste californien de neurosciences et des bases neuronales du langage. Et aussi aux travaux de J. Decety, professeur à Chicago, de S. Dehaene, professeur au Collège de France, et de M. Jeannerod médecin spécialiste de la cognition.

En relativisant la mode des neurones miroirs je ne conteste aucunement l'intérêt et l'importance des données neuroscientifiques fondées. Elles sont précieuses. Elles mettent en lumière la chair vivante, son organisation, ses processus internes. Elles montrent que nos sentiments et nos pensées vont de pair avec des mécanismes bio-physiologiques qui les sous-tendent. D'ailleurs comment pourrait-il en être autrement puisque l'individu humain est à l'évidence une globalité, une totalité, un entremêlement indissoluble et interactif de chair et d'âme ? Avant de recourir aux neurones miroirs, nous savions déjà grâce à l'IRM que nos propres circuits neurosensoriels de la douleur s'activent plus ou moins quand nous voyons quelqu'un en proie à une intense douleur physique alors que nous n'avons pas physiquement mal nous-même. Comment ne pas corréler ces modifications neurophysiologiques et le sentiment d'empathie éprouvé pour la personne qui souffre ? S'agissant d'empathie, et plus généralement de tout vécu, les bases cérébrales sur lesquelles elle s'étaye et ses dimensions psychologiques existentielles s'impliquent les unes les autres et finalement *ne font qu'un*. Mais, notre époque étant tellement axée sur le quantifiable et l'objectivable, on méconnaît trop souvent cette entièreté et cette unité. Pourtant la connaissance scientifique des assises de l'empathie n'a pas de sens si l'on perd de vue que l'empathie est aussi et d'abord un sentiment, un état d'âme, une attitude individuelle.

Le terme *empathie* désigne à la fois un état et une capacité. Envisagée ici en tant que phénomène, c'est-à-dire en tant qu'expérience existentielle interhumaine, l'empathie apparaît conjointement comme une manière d'être du sujet et comme un moment dans sa vie de conscience. On confond parfois l'empathie avec la sympathie, la contagion émotionnelle ou la compassion qui sont respectivement une forme de bienveillance sentimentale, une submersion du sujet à partir de l'émotion ambiante, une simple affliction devant la détresse extérieure. À la différence de ces trois manifestations, l'empathie est un processus *actif* reposant sur la compréhension. Comme l'indique son étymologie, il s'agit d'éprouver ce que l'autre ressent mais de l'éprouver de l'intérieur, par et en soi-même. Il s'agit de le *comprendre* c'est-à-dire de le *prendre avec* soi. Le sujet se projette imaginativement et se situe en lieu et place d'autrui. L'interprétation de la situation vécue par cet autre est une composante de la compréhension. « *À la différence des singes dont les neurones miroirs s'activent lorsqu'ils voient un autre singe réaliser une action, nous sommes capables d'interpréter et de savoir si une personne fait semblant, de connaître son intention ou d'émettre une hypothèse à son sujet* ». Extraites d'un site internet ces lignes sonnent particulièrement juste. Partager le vécu de quelqu'un sans se confondre avec ce quelqu'un, ressentir ce vécu comme *du dedans* en sachant qu'on se trouve au dehors, s'imaginer à la place d'un autre tout en demeurant soi-même : voilà le propre de l'empathie. Elle n'a rien d'une fusion ni d'une effusion. L'empathie est un mode de connaissance selon Wispé. Ici le mot *connaissance* peut s'entendre de deux façons. D'abord classiquement, dans son acception courante d'explication, de déchiffrement, de savoir. Ensuite au sens figuré que lui donna le poète Paul Claudel en l'écrivant *co-naissance* pour exprimer l'idée de double naissance et de naissances simultanées. C'est un peu ce qui se passe avec le sentiment d'empathie quand le sujet s'ouvre à ce qu'éprouve autrui et par là même s'ouvre à son propre ressenti à lui. Sa vie de conscience s'oriente sans cesse vers cette présence extérieure qui, d'une certaine manière, devient intérieure, vers ce qui transparaît d'elle, vers ses mots éventuels, vers sa souffrance et sa détresse qui débordent. Mais le *moi* de celui qui éprouve l'empathie ne s'efface pas.

En pratique sophrologique empathie et alliance se conjuguent. Bien plus que des concepts elles sont des réalités quasiment charnelles. L'alliance se déploie à partir de l'empathie, celle du sophrologue et aussi celle du sophronisant. Ces deux dispositions ne doivent pas être regardées comme de simples postures professionnelles, comme des procédés techniques. En fait il s'agit de la vérité des êtres. Dès le début de la cure et notamment aux moments d'anamnèse, quand deux existants, deux vies de conscience, se rencontrent, le rapport empathique est *déjà là*. Le sophrologue n'a pas vraiment à se mettre à la place de l'autre. Car il est déjà en phase avec lui en accueillant sa densité physique, ses paroles, son expression, ses affects. Rappelons que l'empathie n'est ni la sympathie ni la compassion. Elle recèle une nécessaire mise à distance de son objet. Seule cette distanciation permet la compréhension de ce que vit l'autre. À ce propos évitons tout angélisme. En effet, lors de circonstances très éloignées de la Sophrologie, la compréhension (empathique) se passe parfois de toute bienveillance. Celui qui fait volontairement souffrir ne comprend-il pas la douleur de sa victime ?

En médiation corporelle le corps vient au centre. Quel corps ? Il s'agit du corps global, que la Phénoménologie appelle *Leib* (de *Leban*, vivre), à la fois corps organique systématisé par la science, corps de sensations et d'émotions, corps des passions et des actions, corps des maux et des mots, corps fantasmé dans nos rêveries et dans nos songes. Ce corps vient au centre de quoi ? Au milieu de la situation sophronique et d'abord au centre de l'attention du sujet. Dès l'anamnèse le langage corporel du patient renseigne le praticien sur son état, ses agirs, ses façons d'être. En lui-même le langage parlé est une expression corporelle tout autant qu'un affichage signifiant. Toute parole importe par le sens de ce qui est dit et aussi par la façon dont c'est dit. En séance, le corps du sophronisant devient pleinement le logis de sa propre et indivisible présence. Il n'y a plus de dissociation qui vaille, avec d'un côté une psyché et de l'autre un soma. Il y a un vaste champ psychocorporel rassembleur de sensations, de rythmes physiques, d'images mentales, de pensées, d'émois. Dans le sillage de l'accueil et de l'anamnèse l'empathie du sophrologue s'amplifie. Mais, pendant la pratique elle-même, au cours de cette configuration étrange où l'un parle par intermittences, décrit, désigne, indique, induit tandis que l'autre se tait, en quoi consiste vraiment le lien empathique ? En quoi le sophrologue éprouve-t-il de l'intérieur l'expérience vécue par le sophronisant ? À ces instants que veut dire pour lui *se mettre à la place de l'autre* ?

« *L'expérience de l'un n'est jamais substituable à l'expérience d'un autre* » a écrit Jacques Donnars. Cette belle définition de l'altérité convient bien à la situation empathique. Car celle-ci n'est possible que sur la base de cette altérité fondamentale qui sépare les individus et qui les relie en même temps. S'il peut y avoir empathie de l'un pour l'autre, c'est que leurs vécus ne coïncident pas ou pas totalement. Et, tel le déplacement d'une particule élémentaire que le physicien ne pourra jamais déterminer complètement, le vécu du sophronisant en sophronisation reste largement indéterminé pour le sophrologue. Dans le cas de la particule, l'indétermination ne résulte pas d'une insuffisance des calculs mais de la nature même d'une particule physique. Dans le cas de la Sophrologie l'indétermination ne procède pas davantage d'une incapacité de l'observateur. Elle découle simplement de l'altérité de l'autre, de sa liberté, de sa qualité de sujet humain, de son être même. Cette indétermination permet à l'empathie d'éclairer la situation sophrologique. L'empathie y est directe, immédiate, sans détour par l'intellect ou la théorie. Dans ces moments intenses l'intellect et la rationalité ne sont pas inhibés mais suspendus et *à côté de la plaque*. L'empathie des présences et des corps est pré-rationnelle. Elle ne passe pas par les idées, les concepts, les raisonnements. Elle relève de la co-présence toute physique des individus, de leur compagnonnage de fait, de la connivence de leurs corps et de la proximité de leurs vivances. Ici l'empathie est aussi basique que les données immédiates de la conscience. Agissant ou non agissant, debout, assis ou allongé, muet, entier, simple et heureux dans son entièreté, le corps du sophronisant est *là*. Engagé dans un processus d'alliance qui vise « *le plein fonctionnement de la personne* » (Rogers), le sophrologue perçoit *actuellement* ce corps et cette vie. C'est pleinement un acte d'empathie. La compréhension, la connaissance, le partage intersubjectif sont déjà là.

Arrive alors un troisième corps, celui des mots du sophrologue, le corps du logos. Pour l'entendant qui reçoit les paroles, il y a une bouche de l'autre côté et, avec cette bouche et avec la voix qui en sort, il y a le corps d'un autre. Quant au corps du sophronisant, nommé, décrit, devenu lieu d'un récit, le voici à présent élargi, augmenté, doté d'une consistance de chair, de son et de sens qui donne au silence une dignité nouvelle. Le sophrologue sait bien qu'aussitôt prononcées les paroles ne lui appartiennent pas. D'ailleurs lui ont-elles jamais appartenu ? Elles cheminent maintenant le long d'une écoute, dans la conscience et la présence d'autrui. L'ample corps du logos occupe une zone centrale, intermédiaire, décisive vers quoi convergent deux intentionnalités, deux existences. L'empathie est massive, irréfutable. *En sa propre place chaque partenaire se situe aussi en la place de l'autre.*

Ainsi approchée la situation sophronique est donc une configuration dynamique à trois corps. Celui du sophronisant, celui du sophrologue et le corps parolier des mots. Chacun d'eux interagit avec les deux autres. Entre-deux sonore et signifiant, le corps du logos appartient en commun aux partenaires de la séance et chacun l'intériorise. Le sophronisant qui entend, le sophrologue qui parle. *L'empathie circule intensément au sein de ce puissant corps à corps*. Elle va du sophrologue vers le sophronisant. Et aussi, via le *terpnos logos*, elle va du sophronisant vers le sophrologue. En somme tout se passe comme si le troisième corps, celui des mots, fonctionnait à la manière d'une plaque tournante et permettait à l'empathie de circuler simultanément dans les deux directions à la fois.

Ce réseau empathique, essentiellement corporel, constitue un marqueur important de la pratique sophrologique. Que la séance soit le lieu d'une grande intensité émotionnelle ou celui d'un amortissement des affects, il s'y opère toujours une épuration existentielle et un retour vers l'originaire de notre condition : la sensation, le corps à soi, le corps de l'autre, des paroles et de l'empathie entre les êtres. L'expérience affecte l'entendant et aussi le locuteur, celui qui semble être guidé et celui qui semble être le guide, le sophronisant et aussi le sophrologue. Chacun est pris dans la situation, pris dans sa tonalité. Ce qui faisait dire à Jacques Donnars avec humour « *le plus sophronisé des deux n'est pas toujours celui qu'on croit* ». Au fur et à mesure de la cure l'attention du sujet se réoriente. De nouveaux centres d'intérêt émergent. D'intimes modifications surviennent un peu partout dans son vécu. Ces changements font écho à la notion phénoménologique de *réduction* qui ne désigne pas autre chose qu'une reconduction, qu'une réorientation de la vie de conscience.

Les aperçus développés ici se fondent sur une longue expérience clinique qui a montré combien la pratique sophrologique peut aider les êtres humains. En cancérologie hématologique (domaine dans lequel j'ai beaucoup travaillé) l'anxiété, l'angoisse, ce qu'on appelle un peu facilement le stress, l'altération de l'image du corps, le sentiment conscient ou moins conscient d'une certaine dévalorisation personnelle, et d'autres situations encore, se rencontrent fréquemment. Ces situations s'accompagnent souvent de manifestations dites psychosomatiques : douleurs et tensions physiques, chimiothérapies très mal supportées alors même que la charge objective, toxique et émétisante des produits thérapeutiques reste faible, des attitudes carrément dépressives ou au contraire une installation dans l'agressivité et le refus. Ces dysfonctionnements vont généralement de pair avec un auto-enfermement de la personne dans sa propre souffrance, dans sa solitude, dans la mésestime de soi. En termes d'être et d'existence on dira que le *Dasein* est jeté dans sa finitude, jeté dans un mode dégradé de lui-même… Or les ouvertures à l'œuvre en Sophrologie peuvent éclaircir son horizon. Ainsi son corps mis en mots par autrui peut-il sortir d'une condition exclusive de corps malade, littéralement mis en pièces (anatomiques et physiologiques) à travers une foule de bilans et devenu l'endroit d'un envahissement cancéreux puis d'un traitement lourd. Basée sur l'empathie qui irrigue le corps à corps des séances, la *réappropriation* corporelle induit le plus souvent une meilleure qualité de vie et une meilleure estime de soi.

Je terminerai l'exposé en soulignant la dimension temporelle de cette réhabilitation par la Sophrologie. Même lorsque leur état clinique paraît satisfaisant et que les indicateurs médicaux montrent une rémission, les malades savent bien qu'une épée de Damoclès est suspendue juste au-dessus d'eux. « *On ne peut plus faire de projet* », disent-ils souvent. Or faire des projets, se projeter et ouvrir de l'avenir caractérise notre conscience humaine et notre rapport au temps. Expérience corporelle la sophronisation est également une expérience temporelle. Partager le vécu c'est aussi et forcément partager la temporalité. Au fil des séances une approche intime du *présent vivant* se fait jour, prend forme, prend corps, substance et consistance. C'est sans doute dans cet *ici maintenant* que l'être humain contacte le mieux et le plus fortement ses propres ressources.

L'EMPATHIE THÉRAPEUTIQUE
Comment se crée la possibilité de l'empathie dans « l'être au monde »

Geneviève ABRIAL

I. L'empathie et le corps au centre des préoccupations de notre monde contemporain

L'empathie en danger

- MOT EMPATHIE : **Première définition** recherchée sur Google France en 2016

Il y a donc un fort engouement pour cette notion d'empathie, beaucoup d'interrogations.

D'abord quelques constats.

Nous sommes pris dans deux courants excessifs qui semblent opposés et qui mettent à mal tous les deux la notion d'empathie.

- Soit à titre **individuel**, un développement du **narcissisme**, avec les fameux selfies par exemple, un repli sur soi, un monde de la performance individuelle, et de la rivalité, avec des courants de pensée qui prônent l'auto-centrage (c'est décidé, je m'épouse), donc un monde où l'empathie est déficiente, un monde de solitude aussi.
- Soit sur le plan collectif, nous sommes abreuvés d'informations amplifiées, répétées. L'immédiateté et la somme des informations en continu nous submergent d'émotions, sans recul, sans digestion possible. Pris dans une **contagion émotionnelle collective.** Un

monde où l'empathie est au contraire sollicitée, manipulée, malmenée. Un monde instable et anxiogène au possible.

Quelles sont les frontières entre empathie et manipulation ? Entre compassion et indifférence ?

Beaucoup souffrent de ne pas ressentir d'empathie de la part des autres.

D'autres souffrent de leur hypersensibilité à tout ce qui les entoure.

Le degré d'empathie est donc au centre de ces questions : comment être concerné par le monde tout en gardant son esprit critique pour ne pas être envahi et surtout manipulable ?

Par ailleurs, la place du corps est interrogée, réactualisée, dans son rapport avec l'empathie, la distance à l'autre.

Par exemple, les questions du **respect du corps** de l'autre, de son territoire, de son intégrité sont au premier plan de l'actualité.

La dénonciation (reconnaissance) de ces abus de pouvoir, desquels découlent le **harcèlement** et **autres emprises** nous porte à repenser la relation à l'autre : qu'a-t-on fait de notre compréhension de l'autre, pour en arriver là ?

Autre exemple : l'utilisation des outils technologiques de communication nous conduit de même à repenser notre rapport à l'autre, proche ou lointain.

Nous sommes avides de ces outils, preuve que notre besoin de communiquer et d'être relié est insatiable.

Mais paradoxalement, de ce fait, nous sommes parfois coupés de nous-mêmes, de notre corps et de ce qui se passe ici et maintenant dans notre entourage.

L'enjeu est de nous approprier le virtuel pour en faire de vrais outils améliorant la communication, au service de l'empathie. À notre façon, de les intégrer, de remettre du corps, de l'empathie. Sans les laisser gouverner nos vies.

Comme le dit Serge Tisseron, psychanalyste, nous humanisons toujours **la technique grâce à notre capacité empathique**.

Derrière les écrans, il y a des corps qui communiquent, qui ressentent et vivent les émotions de leurs personnages et avatars dans le monde virtuel. D'ailleurs, les jeux vidéo sont utilisés dans un but thérapeutique, psy ou médical, utilisant ces facultés empathiques.

L'arrivée prévue des humanoïdes nous fait peur : quelle sera la frontière entre humanoïde et humain ? De nouveau se pose la question de l'empathie, de l'humanisation de la technique, quel sera notre rapport empathique avec ces humanoïdes ?

Ces éléments sont les indicateurs d'un changement nécessaire dans les rapports humains et dans l'édification d'une empathie distanciée et respectueuse.

L'empathie, nécessaire à la communication, au vivre ensemble et à la constitution des sociétés humaines, passe par le corps, la présence à l'autre.

L'autre nous fait exister. On s'incarne dans un rapport au monde qui nous est singulier, **par et au contact de la présence, de la disponibilité, du corps et du regard d'autrui,** auprès duquel on se sent avoir une valeur, une importance. La connexion au monde des semblables se fait dans ce lieu du corps, du regard d'autrui.

L'empathie s'apprend.

Elle commence par le corps. Elle se construit, pour le bébé, dans l'interaction affective, les sourires, les attentions dont il est l'objet, par le contact physique, l'enveloppement, le toucher, etc.

C'est par ce bain d'empathie qu'il va développer par la suite ses propres capacités à comprendre autrui, à se sentir relié aux autres, et son désir de vivre tout simplement.

On sait que la carence de ces échanges très tôt aboutit à une pathologie appelée hospitalisme ; qui est l'impossibilité d'entrer en relation, en empathie avec un autre.

Au Danemark, des cours d'empathie sont insérés dans le cursus scolaire, comme une autre matière, au travers d'exercices corporels, relationnels, ludiques et concrets, destinés à faire comprendre et développer l'empathie chez les enfants.

Autre exemple en France : Omar Zanna, un psychologue, utilise les techniques psychocorporelles destinées à travailler sur l'empathie, pour lutter contre le harcèlement scolaire.

Ainsi, l'empathie et le corps sont au centre de nos préoccupations, individuellement ou collectivement, et sont en plein bouleversement.

Nos pratiques professionnelles nous permettent d'apporter des points de vue, des approches face à ces questionnements.

II. L'empathie : outil thérapeutique

Nous, thérapeutes, sommes les spécialistes de l'empathie. D'une part parce que **l'empathie et la thérapie sont de la même essence**. D'autre part, parce que nous apprenons à **maîtriser notre empathie,** qui est notre principal outil de travail, sans cette maîtrise nous serions débordés et inefficaces.

Ma définition de l'empathie thérapeutique : aptitude à tenter de comprendre (empathie cognitive) et ressentir (empathie émotionnelle) ce que vit une personne, au travers de ce qu'elle transmet, émet (discours, histoire de vie, façon d'être, corps, gestes, visage) sans perdre de vue que nous ne vivons pas la même chose que cette personne.

Cet outil et sa maîtrise constituent notre savoir-être et notre savoir-être avec.

L'empathie thérapeutique est aussi le vécu de notre corps en séance, tensions, vibrations, sensations, en écho, en résonance avec ce que le patient apporte de lui.
Il est nécessaire de prendre conscience de ce vécu corporel, d'y être connecté.

D'abord, nous ouvrons notre empathie psychique et corporelle, nous mettons à disposition une partie de nous, le temps de la séance.
Afin de nous mettre au diapason de la séance, face aux mots, au corps, à ce qui se dégage de celle ou celui qui vient consulter.

Que vit notre corps de thérapeute ?

Mon corps se souvient de l'abattement ressenti face à cette personne qui regarde le sol, le visage caché par ses cheveux, et qui pleure, presque tout le long de la séance.

Mon corps se souvient de la colère ressentie face à cette autre qui invective violemment comme une furie le monde entier et son mari en particulier. Mon corps se souvient de mon envie de me lever et de lui crier : Stop ! Ça suffit ! Toute cette agressivité ressentie me submerge.

Mon corps se souvient de son embarras, face à cet autre, au corps rigidifié, semblant sans vie, parlant comme un automate, répondant par quelques monosyllabes.

Mon visage se souvient de l'irritation ressentie lorsque la personne face à moi se frotte compulsivement les yeux, les joues, à plusieurs reprises. Mon corps se souvient de mon envie de lui prendre les mains et de les poser sur ses genoux.

Mon corps se souvient, cela signifie que j'ai dans ma mémoire corporelle, et nous avons tous bien sûr la mémoire corporelle des tensions, des gênes, des colères, des peines et des joies aussi véhiculées par nos patients. Et de tout ce que nous retenons.

Exercice

Je vous propose *de fermer les yeux quelques instants et de vous remémorer, à la manière de Perec, quelques « mon corps se souvient » et de retrouver non seulement l'image marquante du corps en face de vous, mais aussi les sensations que vous avez éprouvées.*

Mon corps se souvient aussi du soulagement, du plaisir ressenti, quand un patient prend conscience, lâche prise, me raconte un progrès dans un domaine où il avait tant de mal jusque-là.

Prenez le temps *de retrouver aussi quelques « mon corps se souvient » positifs, ressourçants, face à un patient.*

L'émotion du thérapeute : empathie réciproque ? Prépare le geste thérapeutique.

On se sert de ces ressentis corporels, émotionnels. Ils sont des indicateurs.

« *Je vois l'émotion chez mon thérapeute* » entend-on parfois dire.

Nous savons que, parfois, une émotion se lit sur notre visage, dans nos yeux. L'émotion visible qui rend compte de la réalité de notre empathie.

Est-ce un problème ? Est-ce gênant ?

Je pense que non, si bien sûr, nous ne nous laissons pas déborder par cette émotion, en l'acceptant et la laissant passer tranquillement, en restant connecté à ce qui se passe à cet instant.

Être thérapeute n'est pas porter un masque, ni s'isoler dans sa tour d'ivoire, au contraire. L'émotion traverse les corps, se transmet, s'échange, se vit dans la séance.

Et l'empathie est partagée : le sujet en thérapie attribue des affects, des pensées, au thérapeute. Il constate ses changements, peut-être un jour le trouve-t-il fatigué, un autre jour, plus bougon, ou plus joyeux.

« C'est la logique du touchant-touché, je ne me sens exister que parce que touché par l'autre, mais je deviens dans le même temps celui qui le touche. », dit Serge Tisseron, dans *Fragments d'une psychanalyse empathique.*

On peut parler d'une « *enveloppe partagée des émotions* » (mot de Tisseron) qui constitue ce corps commun de la relation thérapeutique.

Ainsi est diffusée l'émotion dans les sensations, les perceptions subliminales.

Notre être de thérapeute prend conscience de ce qu'il vit et ressent, et l'accepte.

Il prend conscience de la résonance entre l'émotion du sujet et la sienne.

Ainsi, nos ressentis, nos impressions corporelles, les affects nous traversant, tout ce qui s'anime en nous, ainsi que les idées, propositions ou libre-associations qui nous arrivent, constituent un ensemble servant de repères intuitifs.

C'est cette **capacité intuitive**, qui est augmentée et nous guide.

Elle constitue au fil de l'expérience professionnelle un outil de travail en tant que tel, une forme de connaissance à nulle autre pareille, s'ajoutant aux autres connaissances théoriques et techniques.

Cette intuition corporelle est notre « **parlé du corps** ».

III. Les limites et dangers de l'empathie

L'empathie à laquelle nous nous ouvrons, pour que le sujet puisse exprimer son mal-être, cette ouverture du champ psychique et corporel, ouvre en nous **nos zones de fragilité**.

Être en empathie, c'est se connecter à sa propre fragilité.

Nous nous connectons à la partie souffrante de l'autre ; et donc à la nôtre, par résonance.

Il faut que nous soyons conscients des limites de cela.

Et donc d'avoir à instaurer la distance thérapeutique nécessaire pour permettre l'empathie réparatrice.

De plus, prisonniers de notre posture, nous sommes soumis à une économie de moyens : nous devons rester en retenue dans nos réactions, à l'écoute, nous devons nous effacer, pour laisser l'espace nécessaire à l'expression de l'autre.

Pour cela, nous absorbons, sans broncher, (ligotés à notre fauteuil comme dit un confrère) sans rien extérioriser.

Nous accumulons ainsi les tensions.

Il est donc nécessaire :

1) de maîtriser notre empathie, et pour cela elle doit être reliée à la distance affective et émotionnelle.

Afin de ne pas nous transformer en sauveur du monde.

Et aussi pour rester dans les limites du cadre thérapeutique, gardien de la bonne santé mentale du thérapeute.

2) de nous décharger de ce trop-plein, d'évacuer cette charge émotionnelle accumulée.

Notre corps, nous avons besoin de nous en occuper après les séances, avec des techniques de respiration, et corporelles, indispensables, nécessaires pour tout thérapeute.

Pour se régénérer, reprendre possession de son espace personnel.

Sinon, risque de stress incontrôlé, donc de burn-out, risque réel et très fréquent.

Ce sont les limites et les dangers de l'empathie professionnelle.

Conclusion

Nos approches thérapeutiques, notamment *grâce aux techniques de la sophrologie, nous permettent de contribuer à penser une* ***éthique de la relation.***

En redonnant toute sa place à la conscience du corps, le sien et celui de l'autre.

En revisitant le rapport à l'autre.

En réhabilitant l'empathie nécessaire et vitale.

Et en prenant conscience qu'elle ouvre à la fragilité.

<u>Exercices pour :</u>

1) Évacuer : **s'épousseter,** on décharge l'énergie négative.
2) Reprendre possession de son corps, par **l'automassage**, les passages des méridiens, contours.
3) Et on **recharge en énergie positive ; le *grounding*** : sensation de toute l'énergie venue du centre de la terre arrive par le contact au sol, remonte.

Les techniques d'ancrage sont nécessaires pour les thérapeutes, soumis aux fluctuations émotionnelles dans leur pratique.

LA SOPHROLOGIE DANS LE SPORT, QUELLES CORRÉLATIONS AVEC L'EMPATHIE CORPORELLE ?

Jean-Pascal CABRERA

I. Définir l'empathie

Ce mot empathie, comme tout mot, évoque dans nos esprits des représentations qui possèdent des liens communs mais également des points différents.

Selon la nature du regard porté sur le sens de ce mot, on peut noter des spécificités intéressantes.

- Selon le dictionnaire Anatole Bailly, l'étymologie du mot empathie vient de l'adjectif grec *empathès,* signifiant *affecté, exposé aux passions, maladif.* Ce mot *empathès* vient lui-même de la jonction du préfixe *en* du substantif *pathos* qui renvoie à ce que l'on éprouve, l'état de l'âme agitée par des circonstances extérieures, une disposition morale.

Le philosophe allemand Robert Vischer introduit en 1872 le concept d'empathie, *Einfühlung,* en marge d'un mot existant déjà : sympathie. Le psychologue américain Edward Bradford Titchener traduit ce concept par le mot *empathy.*

L'empathie renvoie donc à la notion d'affectivité, ce qui touche intérieurement une personne.

- Selon le dictionnaire Larousse, l'empathie représente la faculté intuitive de se mettre à la place d'autrui, de percevoir ce qu'il ressent.

L'empathie se précise par la présence de l'autre. Elle s'installe dans une relation.

Cette perception intuitive se différencie de ses « cousines », *la sympathie et l'antipathie* qui répondent à une coloration affective de rapprochement ou d'aversion.

Autrement dit, dans l'empathie, nous comprenons l'émotion de l'autre mais nous différencions son émotion de la nôtre. En revanche, dans la sympathie ou l'antipathie, nous nous comparons, comme un aimant, à l'émotion de l'autre pour fusionner ou fuir.

- Par l'éclairage des neurosciences, on se rend compte que l'empathie naît de cette capacité spectaculaire d'un système nerveux à se synchroniser sur un système nerveux semblable.

Des progrès majeurs conjoints entre la résolution des I.R.M et leur exploitation en temps réel autorisée par une informatique de plus en plus performante ont été réalisés depuis les années 1990.

La mise en lumière par le neurologue Giacomo Rizzolatti, en 1995, des neurones miroirs a permis d'observer concrètement les mécanismes neurologiques de l'empathie.

Le neuropsychiatre Jean-Marc Oughourlian va même jusqu'à proposer ces neurones miroirs comme modèle d'évolution de l'espèce humaine, utilisant la notion de cerveau mimétique pour qualifier cette empathie à l'origine de notre construction sociale.

L'empathie se définit alors comme un miroir de l'autre en soi.

- La psychanalyse, elle-même, se construit obligatoirement sur le socle de l'empathie, en particulier dans la prise en compte des phénomènes de transfert et de contre-transfert.

Le psychanalyste et pédopsychiatre Jean-Claude Guillaume propose de modéliser l'empathie comme racine du transfert.

L'empathie est le point de départ du travail du sophrologue.

II. Pourquoi ajouter corporelle ?

Se mettre à la place de l'autre et percevoir ce qu'il ressent rend incontournable la prise d'informations. C'est grâce à nos 5 sens que nous pouvons nous connecter à cette autre présence.

Qualifier l'empathie de corporelle signifierait qu'il peut exister une empathie non corporelle. Ce *« non corporelle »* peut se comprendre alors de 2 façons :

- Un(e) sophrologue peut faire preuve d'empathie sans tenir compte des sensations provenant du client, donc en ne s'attachant qu'à des faits ou des propos. Le piège tendu, c'est de rester sur un terrain virtuel qui ne prend pas en compte l'affectif. Le (la) sophrologue deviendrait une sorte de robot aux attitudes parfaites mais dénué d'humanité.
- Un(e) sophrologue peut faire preuve d'empathie sans être à l'écoute de ses propres ressentis corporels. Dans ce cas, on risque d'aboutir à un raisonnement analytique procédurier qui peut occulter une partie importante de la compréhension de la situation.

Dans l'un ou l'autre des 2 cas, le résultat est le même : une empathie non corporelle risque fort d'étouffer purement et simplement l'empathie.

Quand bien même le sophrologue passerait outre les données corporelles, il serait illusoire de penser qu'il pourrait s'extraire des données non conscientes qui alimentent ses sensations et perceptions.

Dans la recherche d'une alliance, l'empathie dans toutes ses dimensions verbales et non verbales, conscientes et non conscientes, volontaires et involontaires, paraît donc unique et incontournable.

En conclusion, sur ce point, l'utilisation de la formule empathie corporelle semble donc relever du pléonasme.

III. Le sport est-il empathique ? Les différents registres de relations

Face aux différentes formes de pratiques sportives, il est important de poser la réflexion autour de 2 axes de définition :

- L'implication relationnelle :

Certaines activités sportives se pratiquent en solo : par exemple, les lancers ou les sauts en athlétisme, l'haltérophilie, etc.

Le sportif réalise sa performance sans moduler son action par la prise en compte d'un concurrent présent au même moment sur le même lieu.

Remarque : cela ne signifie pas que ces activités développent un esprit individualiste ; la majeure partie du temps de pratique est occupée à s'entrainer en collectif, dans la plupart des cas.

D'autres activités se pratiquent avec un ou plusieurs partenaires : par exemple, l'alpinisme, l'aviron, le bobsleigh, la natation synchronisée, le patinage en couple, le curling, etc.

Cela va même jusqu'à la présence d'un ou plusieurs adversaires : c'est le cas de tous les sports dits d'affrontement comme les sports collectifs (foot, basket, volley, etc.), les sports de raquette ou les sports de combat.

Dans ces activités, le sportif module ses efforts en fonction des informations qu'il obtient de ses partenaires et/ou de ses adversaires.

Cette donnée « quantitative » de relations n'est pas suffisante pour rendre compte du phénomène d'empathie.

- L'intensité empathique :

Une autre donnée va préciser l'importance que revêt l'empathie dans le sport : c'est le degré d'intrication relationnelle que l'on peut qualifier d'intensité empathique.

Par exemple : cette intensité empathique est quasiment nulle dans un slalom en ski ; elle est faible lorsqu'elle met en relation 8 coureurs de 100 m en natation. Elle augmente nettement lorsqu'il s'agit d'un match de double en tennis. Elle augmente encore plus lors d'une rencontre de rugby.

IV. La trilogie « sophrologue – empathie – sportif (s) »

Cette empathie « sportive » va se retrouver dans un carrefour où se rencontrent le(la) sophrologue et le(s) (la) sportif(s) (ives).

Plusieurs registres d'empathie sont à prendre en compte :

- L'empathie « professionnelle » du sophrologue :

Il s'agit d'un réel sujet de compétences. Beaucoup de retours négatifs, qui ne sont heureusement pas majoritaires, rapportent des expériences de sophrologie apparentées à des siestes.

Il est capital pour un(e) sophrologue de comprendre que le sport est déjà une thérapie ; on peut utiliser le terme de thérapie recouvrante exploratoire. Sa spécificité repose sur une tonicité qui s'exprime dans un mouvement avec des codes spécifiques liés aux règles d'évolution, à l'espace et aux émotions rencontrées.

Si l'on supprime la tonicité, les règles, l'espace et les émotions, alors effectivement, il ne reste plus qu'à dormir.

Plus pertinemment, il est important pour le sophrologue de comprendre la « planète » du ou des sportifs qu'il accompagne. Cette compréhension passe par des actions très concrètes comme :

- ✓ « Faire raconter » le(s) sportifs, les entraineurs, les parents, les dirigeants.
- ✓ Regarder « en vrai » ou sur des vidéos la nature du sport en question.
- ✓ Comprendre les règles de pratiques essentielles, les codes comportementaux et le jargon propres au sport en question.
- ✓ Lire des articles relatant l'actualité sportive spécifique.
- ✓ Pratiquer au moins une activité physique s'apparentant à « du sport ».

- ✓ Accepter certaines valeurs, ce qui ne signifie pas forcément les approuver, comme par exemple l'esprit de compétition qui peut éventuellement animer certaines pratiques. Il est d'ailleurs important de préciser que toutes les activités sportives ne sont pas obligatoirement compétitives et que la compétition sportive n'est pas forcément néfaste.

- L'empathie « technique » du sportif :

Elle révèle la capacité du sportif à « décoder » les signaux émis par les partenaires ou les adversaires dans le contexte de pratique.

Comprendre ce que signifie une posture ou un geste permet de se synchroniser dans une relation de partenariat ou au contraire d'établir une rupture pertinente dans une relation d'opposition.

Cette empathie est la plupart du temps surnommée « l'anticipation » ; en sachant se mettre à la place de l'autre, on en déduit la suite de ses actions.

Cette empathie « technique » est l'apanage du sport de haut niveau dans lequel l'athlète sait se focaliser sur peu d'informations mais éminemment pertinentes.

Par exemple, un gardien de but, en football, qui se prépare à un penalty, décode rapidement dans la posture du joueur qui tire le penalty, les indices qui vont lui permettre de savoir, avant que le ballon ne quitte le pied du tireur, où le tireur veut envoyer le ballon.

De plus, le gardien va envoyer de fausses informations au tireur quant à un éventuel déplacement de sa part ; l'intention est de provoquer un choix non voulu de la part du tireur.

- L'empathie « tactique et/ou émotionnelle » du sportif :

Plus finement encore que l'empathie technique, mais très intriquée, l'empathie émotionnelle révèle la capacité d'un sportif à ressentir ce qu'éprouve(nt) son ou ses partenaires et adversaires.

Ce décryptage émotionnel est plus subtil car il apporte la possibilité de donner un sens ou une explication aux comportements des autres ce qui, par déduction, apporte la solution au comportement le plus pertinent dans la situation donnée.

D'une empathie émotionnelle, on débouche, dans le monde du sport, à une empathie tactique. C'est à partir des émotions « de l'autre » que vont s'élaborer les décisions de l'athlète.

Par exemple, un joueur de tennis sent que son adversaire s'agace chaque fois qu'il utilise une certaine façon de jouer. De ce constat, le joueur va alors décider d'utiliser cette façon de jouer pour provoquer volontairement l'agacement et ainsi déstabiliser son adversaire.

- L'empathie « relationnelle » du sportif :

C'est probablement celle qui est la plus riche en valeurs humaines. Dans la majorité des pratiques sportives, même si elles peuvent être individuelles, on retrouve des personnes en relation.

La capacité à ressentir comment les autres situent leur activité sportive dans un groupe constitue une forme de « méta-empathie » où chacun peut prendre conscience de la place qu'il prend dans ce jeu de relations.

À partir du moment où 2 personnes entrent en relation et cherchent à coopérer, va s'établir une plus ou moins grande recherche de cohésion qui s'appuie, entre autres choses, sur cette notion d'empathie relationnelle.

V. Cohésion opératoire / cohésion sociale

Dans le champ du sport, le psychologue Richard H. Cox nous invite à dissocier 2 formes de cohésion.

- La cohésion opératoire :

Elle représente, pour un groupe d'individus, sa capacité à interagir de façon efficace ; ce sont, par exemple, les sports collectifs de « ballons ».

Face à un objectif fixé, les sportifs essaient de répartir au mieux leurs compétences respectives. On obtient donc un groupe qui cherche à s'organiser le mieux possible pour obtenir le meilleur résultat possible.

Dans la cohésion opératoire, c'est l'objectif qui est le centre référentiel de l'empathie relationnelle. Celle-ci prendra une couleur technico-tactique.

- La cohésion sociale :

Elle est la capacité d'un groupe à établir une harmonie dans les relations interpersonnelles. Chacun des membres du groupe trouve sa juste place dans le respect des autres.

La prise en compte des valeurs humaines est un élément déterminant dans la fluidité des rapports du groupe.

Dans la cohésion sociale, c'est le sentiment de bien-être collectif qui est le centre référentiel de l'empathie relationnelle. Celle-ci prendra une couleur émotionnelle.

Il n'est pas simple, pour un entraineur sportif, de concilier harmonieusement ces 2 types de cohésion.

Le défi, pour le sophrologue, est d'arriver à « travailler » sur ces 2 types de cohésion dans le but de répondre à une demande : réussir une performance sportive.

Or, la difficulté, parfois, vient d'une demande « trompeuse ». Il ne s'agit évidemment pas d'une tromperie voulue mais plutôt, à l'image des trains, d'une demande qui en cache une autre.

Autrement dit, lors des séances de sophrologie qui préparent des sportifs, se joue souvent une sorte de « négociation » entre ce qui est exprimé consciemment (par exemple, contrôler des émotions qui parasitent une performance) et ce qui se dessine de façon non consciente (par exemple, rejouer une histoire personnelle grâce au sport).

VI. Un championnat du monde et une médaille d'or par équipe incroyable

Pour illustrer cette présence simultanée des phénomènes conscients et non conscients dans les « compétences empathiques » des sportifs, l'exemple des championnats du monde de voltige équestre par équipes au Mans en 2016 démontre parfaitement ce qui peut devenir un quiproquo au sein d'une équipe.

L'histoire commence juste après les Jeux Équestres Mondiaux de 2014 à Caen. En individuel homme, un Français, Jacques Ferrari, décroche le titre de champion du monde. La France est également récompensée par une médaille de bronze par équipe. Cette équipe est celle d'un grand club réputé français, la « Cigogne ».

Jacques décide de développer un projet à la fois artistique et sportif en montant une troupe, « Noroc », qui évoluera à la fois dans des spectacles équestres et dans des compétitions officielles.

Il réunit autour de lui un groupe de jeunes voltigeurs et voltigeuses prêts à le suivre dans cette aventure. Ses idées sont très novatrices et bousculent les codes de cette discipline. Les musiques, les acrobaties, les chorégraphies, les émotions, toutes les idées qui contribuent à faire évoluer ce sport sont explorées.

Le très haut niveau et l'immense talent de Jacques réussit à dynamiser un groupe dont le niveau est certes bon mais très loin de rivaliser, sur le plan sportif, avec les meilleures équipes, que ce soit la « Cigogne » ou les autres équipes internationales.

À force de travail et d'opiniâtreté, l'équipe « Noroc » décroche un titre de championne de France 2015.

Pour « cadrer » les idées et faire émerger une innovation intéressante, des entrainements rigoureux sont mis en place. Les ambitions internationales demandent plus d'efforts encore. Aussi bien en qualité qu'en quantité, le groupe est soumis au rythme de son leader charismatique.

Dans ces entrainements, sont incluses des séances de sophrologie appliquées à la performance sportive.

Tous les outils nécessaires à l'optimisation de la performance sont développés : la concentration, l'installation de la confiance, l'amélioration de la visualisation, la gestion du stress, la régulation d'un tonus dynamique ou apaisé, la communication.

Les séances de sophrologie se déroulent à la fois individuellement et collectivement.

Techniquement et artistiquement, le groupe progresse ; mais des tensions s'installent.

La fatigue, la pression, les exigences perfectionnistes du haut niveau, l'échéance des mondiaux qui se rapproche, la distorsion qui existe entre les différents tempéraments des équipiers, viennent amplifier un profond mal-être qui s'est installé.

Des conflits éclatent, à tel point qu'à une semaine du début des mondiaux, le groupe se disloque. Tout l'entourage voit littéralement se profiler un abandon de l'équipe.

Le dernier espoir pour remettre sur les rails « Noroc » repose sur des séances de sophrologie qui vont occuper la plus grande plage de l'emploi du temps de l'équipe.

Durant toute la dernière semaine, l'équipe va vivre des séances à raison d'une demi-journée par jour incluant une partie collective d'un minimum de 2 heures et une partie consacrée aux séances individuelles.

L'objet du travail sophrologique est d'aller au plus urgent : remettre en phase l'empathie relationnelle au sein du groupe. Cette empathie relationnelle doit trouver son point d'équilibre entre la cohésion sociale et la cohésion opératoire.

D'un côté, chaque membre a besoin de se retrouver en tant que sportif et en tant qu'être humain. L'espace personnel de chacun(e) nécessite une réconciliation entre l'environnement personnel et l'environnement compétitif.

De l'autre côté, ce sont toutes les valeurs du groupe qui sont exprimées, mises en commun, triées pour retrouver un fil conducteur commun qui puisse donner un sens à la performance commune.

Ces 2 aspects mettent à jour les motivations personnelles explicites qui conduisent à rechercher la performance et les aspirations personnelles non conscientes qui peuvent se heurter à l'intérêt du groupe.

Le groupe se rend compte alors que tout le monde n'est pas venu pour les mêmes raisons dans cette compétition mais pourtant quelque chose les unit ; ce quelque chose les pousse à se dépasser, à aller chercher l'impossible, à relever un défi qui les apaisera (peut-être…) quand il sera relevé.

Cette phase de prise de conscience passe inévitablement par des « abcès à crever », des larmes, des rires, des flots d'émotions. Et puis, progressivement, c'est la chance des sportifs de haut niveau, le corps reprend la première place de l'existence. Ce référentiel corporel replace le groupe dans l'ici et maintenant propice à la suite des évènements.

L'empathie retrouve une place sereine et privilégiée : les regards se croisent, communiquent, les corps se portent, s'aident, s'unissent. Les équipiers se ressentent et se comprennent.

L'incroyable est alors en train de se produire. Non seulement, cette équipe se transcende mais, malgré son manque d'expérience et son niveau technique fragile, réussit à se hisser à la première place dans ce championnat du monde de voltige équestre 2016.

Jamais un hymne national n'aura autant ému une délégation française... y compris le sophrologue.

L'EMPATHIE CORPORELLE, ICI, MAINTENANT
Pratique in vivo

Isabelle FONTAINE

Mon propos n'est pas de faire un résumé, ou d'expliquer le comment ou le contenu de mon intervention, mais plutôt le « pourquoi ». Qu'est-ce qui a motivé ma proposition de faire une pratique in vivo ?

Plusieurs raisons m'ont motivée. Tout d'abord faire une pratique de sophrologie dans un congrès de sophrologie me paraissait une évidence, puisque dans mes lointains souvenirs d'étudiante, une des premières choses que j'ai intégrée, c'est « *la sophrologie avant tout, ça se vit* ».

D'autre part, c'était pour moi une expérience à vivre, d'arriver dans l'amphithéâtre, et ne rien avoir dans les mains, « sans papiers ». J'étais consciente que cela présentait un danger, danger tout à fait relatif qui n'engageait pas un pronostic vital. La notion de danger est motivée par la peur, peur que les mots ne viennent pas de manière fluide, que mes sensations physiques envahissent ma conscience. C'était avec toutes ces pensées que je tentais de calmer, que j'ai voulu vivre cette expérience.

Je me suis aperçue que cette mise en danger était galvanisante ; la peur, ce sentiment de mort imminente, venait booster mon cerveau, les images venaient d'elles-mêmes, les mots étaient là, comme une évidence ; alors que s'est-il passé ? Et pourquoi ? Et comment ?

Une séance de sophrologie dans mon cabinet au quotidien commence d'abord avec la rencontre avec la personne qui vient consulter. Je n'ai pas d'idée établie préconçue, je suis dans la présence à l'autre et surtout dans la présence à soi. Ce qui m'oblige à être dans une écoute active. Cette rencontre s'établit dans l'empathie corporelle, mon ressenti physique et ce que l'autre me renvoie, puis ce que je ressens et que je renvoie à l'autre. Le fait de développer cette présence à soi permet d'intégrer les bruits qui se présentent de manière fortuite, sans en être décontenancée, comme je l'ai fait avec le bruit de ce téléphone portable lors du congrès, que j'ai inclus dans mon *terpnos logos*, ce qui a d'ailleurs fait sourire la salle…

Je suis comme une page blanche qui se nourrit tour à tour de ce que l'autre vit dans son corps, et que je ressens ou crois ressentir, et de la rencontre ou fusion de nos deux ressentis. C'est cela qui construit cette empathie corporelle qui sera déterminante dans le protocole proposé, voire dans la construction de mon *terpnos logos*, où la personne est coauteure de cette construction verbale, d'images, de rythme, de durée, etc.

Lorsque je me présente lors du congrès, j'ai le désir de procéder de la même façon. Être à l'écoute de mes sensations physiques, de ma respiration, de ma voix, de ma posture, ne rien induire par le choix de mes mots, entrer en contact avec chaque personne qui constitue l'auditoire, me « brancher » à leur ressenti par ce qu'ils me renvoient. Me faire confiance et leur faire confiance.

Ma seule anticipation a été de me faire plaisir en choisissant un morceau musical très inspirant pour moi, et réconfortant : « *Mon cœur s'ouvre à ta voix* », de Camille Saint-Saëns, cela donnait du sens à l'empathie corporelle, ne trouvez-vous pas ?

Ma préparation a été de travailler sur ma respiration et sur la notion de confiance. Bien entendu, j'ai eu des hésitations, des doutes, des envies de faire marche arrière, de la nervosité, quelques jours avant le congrès. Un véritable tsunami émotionnel ! Il m'a fallu surmonter cette peur de mon cerveau, la calmer afin qu'elle ne se concrétise pas dans mon corps ; j'ai alors utilisé une profonde inspiration sur six temps, un temps de pause en apnée, puis une profonde expiration, un temps de pause en apnée, pour habituer mon cerveau à ces moments de vide, comme n'étant pas des mises en danger. Contraste avec le ressenti durant la séance, où le calme s'est installé dans ma tête et dans mon corps. J'étais parfaitement centrée dans ma posture, ma respiration, ma voix.

En conclusion, cette intervention a été pour moi une expérience enrichissante. Je peux me visualiser maintenant devant un auditoire sans notes, sans rien dans les mains, comme si j'avais passé une étape. Mon corps, mon cerveau ont intégré cette expérience comme une expérience positive, « *je suis toujours vivante* ».

Dans mes consultations, je procède de la sorte, afin d'être totalement dans la présence à l'autre. Je laisse venir mes mots dans un lâcher-prise sur mon savoir, mes connaissances, pour laisser de manière phénoménologique les choses se faire, de manière évidente.

Après cette intervention qui a été enregistrée, et que j'ai pu écouter par la suite, cela m'a procuré un sentiment de profonde satisfaction de « l'avoir fait ».

Je reprendrai une phrase d'António Damásio dans *L'ordre étrange des choses*, où il nous dit « *Les sentiments ne sont pas élaborés par le cerveau en toute indépendance. Ils sont le fruit d'un partenariat, d'une coopération entre le corps et le cerveau, qui interagissent via des voies nerveuses et des molécules chimiques circulant librement. Cet arrangement particulier (et peu exploré) est agencé de telle manière que les sentiments viennent systématiquement perturber ce qui aurait pu être un flux mental complètement indifférent. Les sentiments viennent* quand la vie est sur la corde raide ».

PRÉSENTATION DE LA TABLE RONDE

À propos de l'ouvrage collectif *MÉTASOPHROLOGIE*, publié par la SFS en décembre 2016

*Avec Chantal **BIWER**, Claude **CHATILLON**, Agathe **DELISLE**, Benoit **FOUCHÉ**, Gérard **THOURAILLE** et Véronique **ROUSSEAU***

Lors de cette table ronde nous avons présenté cet ouvrage de réflexion, fruit d'un travail collectif qui a duré trois années.

40 ans de pratique sophrologique pour chacun d'entre nous, nous ont donné envie de nous réunir en un groupe de réflexion pour retravailler les fondamentaux de la sophrologie, faire le point sur son évolution et à élaborer et à définir, sans renier les concepts existants de réalité objective, de schéma corporel et d'action positive, de nouveaux concepts : les « Universels Corporels Inconscients », sur lesquels les pratiques sophrologiques s'appuient.

Ces Universels : les pulsions d'attachement, de défense, les enveloppes corporelles, les rythmes, la verticalité, la pulsion créatrice et la pulsion de communication, sont à l'œuvre dans notre discipline et servent de substrats, de socle, à nos exercices.

La pratique de la sophrologie en lien avec la respiration, la posture, l'exploration et la réactualisation du schéma corporel, permet à la personne en difficulté (*le sophronisant*) de mettre en lumière ses modes d'attachement et de défense, qui témoignent de sa relation à l'environnement et aux autres.

Chacun a ensuite fait part d'une expérience clinique dans un de ces domaines.

Nous restons attachés à la source phénoménologique existentielle de la méthode, c'est pourquoi Gérard Thouraille a travaillé à identifier la résonnance phénoménologique des notions abordées, tant classiques que nouvelles, et rappelé que « *Le maniement de techniques sophrologiques s'adressant à une matière humaine, faite de conscience, de sensation, de psyché, de chair, de parole, d'écoute, d'image, tient dans la primauté du phénomène, c'est-à-dire du vécu. Ceci, quelles que soient nos références théoriques et grilles de lecture* ».

Les pistes d'exploration ainsi défrichées constituent une invitation aux sophrologues intéressés à poursuivre la réflexion au regard de nos pratiques sophrologiques et de l'évolution des demandes qui nous sont faites.

Continuer la recherche paraît indispensable à la reconnaissance de notre discipline.

ANNEXE

Présentation de l'ouvrage collectif *MÉTASOPHROLOGIE* fruit d'une réflexion au sein de la Société Française de Sophrologie

Dr Benoit FOUCHÉ

Cet ouvrage collectif n'est pas un livre de sophrologie qui reprend les principes et les méthodes de la sophrologie créée par A. Caycedo.

Il va au-delà de la Sophrologie Caycédienne (« au-delà » en grec ancien se dit « méta »).

Il s'appelle donc : Métasophrologie.

Cet ouvrage est le fruit de la recherche de la Société Française de Sophrologie depuis 50 ans, sous la direction de :

- Véronique Rousseau : psychologue, psychothérapeute, sophrothérapeute, avec :
- Chantal Biwer : infirmière psychiatrique, sophrothérapeute, art-thérapeute
- Claude Chatillon : sophrothérapeute, Présidente de la Société Française de Sophrologie
- Agathe Delisle : neuropsychologue, sophrologue, formatrice
- Gérard Thouraille : philosophe, kinésithérapeute, sophrothérapeute
- Benoit Fouché : médecin, psychothérapeute, sophrothérapeute

Cette métasophrologie décrit la sophrologie comme une activation de <u>la conscience</u>, au sens de : « *j'ai des représentations que je reconnais comme miennes* ».

La sophrologie, c'est me mettre dans un état de conscience où je sens l'énergie dans mon corps et je crée des mondes imaginaires.

Mais, et cela est nouveau, l'état de conscience sophronique fait apparaître des éléments de l'Inconscient. L'inconscient que découvre la sophrologie, ce sont des mouvements énergétiques corporels et imaginaires : se réfugier, s'enfoncer, se dilater, se rétrécir, décharger, s'envoler. C'est un inconscient découvert par la démarche phénoménologique, différent de l'inconscient psychanalytique.

Ces mouvements corporels et imaginaires, nous les appelons : *Universels Corporels Inconscients.* Ce sont, avec leur versant positif ou négatif :

- la pulsation : se sentir bien adapté au rythme de la vie, ou au contraire désadapté dans le stress.
- l'attachement que je ressens à une personne ou à une ambiance, il peut être sécure ou insécure.
- la défense : sentir que je défends mon territoire pour bien vivre, ou que je me laisse envahir ou dépérir.
- le sentiment d'avoir une enveloppe autour de moi dans laquelle je laisse rentrer ceux que j'aime.
- l'expansion : le besoin d'être actif et de participer à l'action collective, le versant négatif est le rétrécissement.
- la verticalité qui permet de s'affirmer.
- l'élan créateur où se mêle l'imagination, le rêve, la capacité de construire, sinon c'est la destruction.
- la communication : sentir la présence de soi dans la présence de l'autre, dans la confiance.

Nous décrivons l'expérience des U.C.I. faites par les sophronisants, dans nos consultations de sophrothérapie, avec beaucoup d'exemples cliniques.

De plus, nous avons, à partir de notre expérience et de notre réflexion critique, renouvelé les principes de la sophrologie.

Au principe d'action positive, nous avons préféré le principe de ressource : la rencontre du sophrologue et du sophronisant doit permettre de réveiller ses ressources.

À la place du schéma corporel-réalité vécue, nous faisons sentir le sentiment physico-psychique de soi.

Au principe de réalité objective où le sophrologue reconnaît ses émotions et ses sentiments, nous avons substitué l'intentionnalité projective active, où le sophrologue va solliciter les capacités inconscientes de son client.

L'alliance est plutôt une rencontre énergétique de deux présences qu'on appelle : empathie corporelle.

Cet ouvrage *Métasophrologie* est une compréhension nouvelle de la sophrologie, mais surtout, il est plein d'exemples pratiques.

Cela établit les bases d'une vraie sophrothérapie.

LISTE DES INTERVENANTS

Geneviève ABRIAL
Psychanalyste, Sophrothérapeute, Auteur, Membre de la SFS

Sandra ARNAUD GARDAIR
Directrice de l'Institut de Psychothérapie et d'Enseignement en Sophrologie, Sophrologue, Psychothérapeute

Dr Michèle BATTISTA
Pédopsychiatre, Responsable de la Cellule Traumatologie au CHU Lenval à Nice

Chantal BIWER
Art-thérapeute, Sophrologue, Membre du CA de la SFS

Pascal BLANCHARD
Sophrologue, Psychanalyste, Formateur à l'Institut de Psychothérapie et d'Enseignement en Sophrologie

Jean-Pascal CABRERA
Enseignant, Sophrologue, Membre du CA de la SFS

Claude CHATILLON
Présidente de la SFS, Sophrothérapeute, Présidente de l'Institut de Sophrologie de Paris

Dr Patrick-André CHÉNÉ
Gynécologue, Directeur de l'Académie de Sophrologie de Paris, Membre de la SFS

Agathe DELISLE
Neuropsychologue, Sophrologue, Enseignante à l'Institut de Sophrologie de Paris, Membre de la SFS

Isabelle FONTAINE
Psychologue clinicienne, Sophrothérapeute, Trésorière de la SFS

Dr Benoit FOUCHÉ
Médecin, Psychothérapeute, Sophrothérapeute, Membre du CA de la SFS

Michèle FREUD
Psychothérapeute, Sophrothérapeute, Auteur, Directrice de *Michèle Freud Formations*, École de Sophrologie du Sud-Est, Membre de la SFS

Véronique ROUSSEAU
Vice-présidente de la SFS, Psychologue clinicienne, Sophrothérapeute, Psychanalyste

Gérard THOURAILLE
Philosophe, Sophrothérapeute, Membre de la SFS

Saverio TOMASELLA
Docteur en psychanalyse, Psychothérapeute, Auteur

Anne de VILLEPIN
Neurophysiologiste clinique au CHRU de Montpellier, Sophrologue

TABLE DES MATIÈRES

Structures éditoriales du groupe L'Harmattan

L'Harmattan Italie
Via degli Artisti, 15
10124 Torino
harmattan.italia@gmail.com

L'Harmattan Hongrie
Kossuth l. u. 14-16.
1053 Budapest
harmattan@harmattan.hu

L'Harmattan Sénégal
10 VDN en face Mermoz
BP 45034 Dakar-Fann
senharmattan@gmail.com

L'Harmattan Cameroun
TSINGA/FECAFOOT
BP 11486 Yaoundé
inkoukam@gmail.com

L'Harmattan Burkina Faso
Achille Somé – tengnule@hotmail.fr

L'Harmattan Guinée
Almamya, rue KA 028 OKB Agency
BP 3470 Conakry
harmattanguinee@yahoo.fr

L'Harmattan RDC
185, avenue Nyangwe
Commune de Lingwala – Kinshasa
matangilamusadila@yahoo.fr

L'Harmattan Congo
67, boulevard Denis-Sassou-N'Guesso
BP 2874 Brazzaville
harmattan.congo@yahoo.fr

L'Harmattan Mali
Sirakoro-Meguetana V31
Bamako
syllaka@yahoo.fr

L'Harmattan Togo
Djidjole – Lomé
Maison Amela
face EPP BATOME
ddamela@aol.com

L'Harmattan Côte d'Ivoire
Résidence Karl – Cité des Arts
Abidjan-Cocody
03 BP 1588 Abidjan
espace_harmattan.ci@hotmail.fr

L'Harmattan Algérie
22, rue Moulay-Mohamed
31000 Oran
info2@harmattan-algerie.com

L'Harmattan Maroc
5, rue Ferrane-Kouicha, Talaâ-Elkbira
Chrableyine, Fès-Médine
30000 Fès
harmattan.maroc@gmail.com

Nos librairies en France

Librairie internationale
16, rue des Écoles – 75005 Paris
librairie.internationale@harmattan.fr
01 40 46 79 11
www.librairieharmattan.com

Librairie l'Espace Harmattan
21 bis, rue des Écoles – 75005 Paris
librairie.espace@harmattan.fr
01 43 29 49 42

Lib. sciences humaines & histoire
21, rue des Écoles – 75005 Paris
librairie.sh@harmattan.fr
01 46 34 13 71
www.librairieharmattansh.com

Lib. Méditerranée & Moyen-Orient
7, rue des Carmes – 75005 Paris
librairie.mediterranee@harmattan.fr
01 43 29 71 15

Librairie Le Lucernaire
53, rue Notre-Dame-des-Champs – 75006 Paris
librairie@lucernaire.fr
01 42 22 67 13

www.ingramcontent.com/pod-product-compliance
Lightning Source LLC
LaVergne TN
LVHW051409061026
849535LV00009B/3447
* 9 7 8 2 3 4 3 1 5 1 3 5 9 *